U0137432

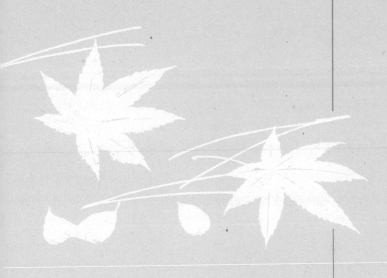

黄医生
妇科百问

主编 苏丽娜 黄素英

全国百佳图书出版单位

中国中医药出版社
·北京·

图书在版编目（CIP）数据

黄医生妇科百问 / 黄素英，苏丽娜主编 . -- 北京：中国中医
药出版社，2024.3（2024.7重印）
ISBN 978-7-5132-6810-3

Ⅰ.①黄… Ⅱ.①黄… ②苏… Ⅲ.①妇科学—问题解答
Ⅳ.① R711-44

中国国家版本馆 CIP 数据核字 (2024) 第 001373 号

中国中医药出版社出版

北京经济技术开发区科创十三街 31 号院二区 8 号楼
邮政编码　100176
传真　010-64405721
河北品睿印刷有限公司印刷
各地新华书店经销

开本 880×1230　1/32　印张 8　字数 132 千字
2024 年 3 月第 1 版　2024 年 7 月第 2 次印刷
书号　ISBN 978-7-5132-6810-3

定价　42.00 元
网址　www.cptcm.com

服 务 热 线　**010-64405510**
购 书 热 线　**010-89535836**
维 权 打 假　**010-64405753**

微信服务号　**zgzyycbs**
微商城网址　**https://kdt.im/LIdUGr**
官 方 微 博　**http://e.weibo.com/cptcm**
天猫旗舰店网址　**https://zgzyycbs.tmall.com**

如有印装质量问题请与本社出版部联系（010-64405510）
版权专有　侵权必究

国家中医药管理局

全国中医学术流派传承工作室第二轮建设项目

"上海蔡氏妇科流派传承工作室"

（发文号：国中医药人教函〔2019〕62号）

——

国家中医药管理局

"黄素英全国名老中医药专家传承工作室"

（发文号：国中医药人教函〔2022〕75号）

——

黄素英上海市名老中医学术经验研究工作室

（编号：SHGZS-202247）

编委会名单

主　编

莫素英　　孙丽娜

副主编

张　利　周　琦　姜　娜　沈明洁

编　委（**按姓氏笔画排序**）

马艳华　王春艳　王海丽　孔徐萍

毕丽娟　李程蕾　吴建辉　沈　丽

陈　洁　陈　晖　单　鑫　耿思维

徐慧婷　董丽君　景　燕

序 一

　　我与黄素英医生初识，是在三十多年前中华医学会医史学会的一次学术会议上，那时她还是江西中医学院的教师。1993年黄医生返沪，就职于上海市中医文献馆。近三十年来，黄医生凭借名师指点，与自己的勤奋努力、热诚智慧，现在已成为上海市名中医，令我十分感佩。

　　她的名师便是海派中医妇科名家蔡小荪医生。我与蔡老曾多次聚首于中国农工民主党上海市委员会组织的医疗咨询及其他纪念活动。蔡老是海派蔡氏妇科的第七代传人。蔡氏妇科以医儒传家，是一脉爱国济世的慷慨人士，我十分敬重！

　　二十多年前，我与蔡老同在上海市黄浦区的"名医堂"坐诊，诊暇，我问蔡老，蔡氏妇科历经二百多年，您已是第七代了，继承人的培养如何？蔡老是真性情之人，他坦言了自己的苦衷：蔡老虽育有二男一女，但子女都成长于动荡年代，或插队下乡，或因病在家，改革开放后，为谋求出路，都远渡重洋，无人继承家学。虽有一个侄子跟他学了一些，但不久也离沪赴美。我听后感慨不已。我是临床医生，也从事中国医学史研究，对于传统中医的传承和发展，有着深切的体悟，故对蔡氏妇科的境遇深感忧虑。

　　"喜看稻菽千重浪，遍地英雄下夕烟。"曾几何时，拨乱反正、百废重兴，蔡氏妇科迎来了发展的新机遇。黄医生经贵人指点，拜入蔡老门下，成为全国名老中医蔡小荪教授的学术继承人。黄医生勤奋热情，在她的努力下，海派蔡氏妇科流派传承研究基地、国家中医药管理局"海派蔡氏妇科流派传承工作室"在上海市中医文献馆相继成立，对蔡氏妇科的学术研究日益深入，以黄医生为核心的蔡氏妇科学术团队日渐成形。她们通过研究总结，整理出版了蔡氏妇科相关著作十余部，如《海派中医蔡氏妇科》《蔡氏妇科临证精粹》《海派蔡氏妇科医案集》《蔡氏妇科风云录》《莲开无声香自飘——国家级中医学术流派蔡氏妇科》等。现在蔡氏妇科第八代传人已成为上海中医妇科的中坚力量，第九代传人也在迅速成长。蔡氏妇科的学术影响已遍及海内外，服务的女性朋友数不胜数。

黄医生和她的团队在多年蔡氏妇科流派传承中成绩卓著，近日其新作《黄医生妇科百问》稿成，于付梓前问序于余，我十分欣悦，亦倍感荣幸。

本书对临床妇科常见之经带胎产、不育不孕、乳房疾病、更年期综合征、癥瘕积聚等广大患者极为关心的，一般群众极为欠缺的医学知识，以问答的形式予以阐述，解决女性同胞普遍关心的问题，文字通俗易懂，贴近读者的所思所想。全书共百余问，宣讲医学与科普、防治与养生、治未病等理念，体现当代中医妇科学发展追求的新高度，是蔡氏妇科第八代、第九代传人的又一真诚奉献，是一部新颖实用的好书。

作为中医人，我很高兴看到海派蔡氏妇科后继有人，我想蔡老若看到这一派欣欣向荣的景象，一定更加欣慰！

乐为之序。

郭从晓

2023 年 8 月

序二

　　黄素英主任作为全国知名妇科流派——海派蔡氏妇科的第八代代表性传承人，长期从事临床及文献、名医经验传承研究，专注蔡氏妇科学术挖掘整理二十余年，编写出版了十余部蔡氏妇科研究专著。我与她共事于妇科学术流派研究，共同策划编辑了海派妇科、长三角妇科流派以及全国中医妇科流派研究等多部专著，她扎实的中医理论功底、娴熟的书籍编写能力、认真的行医治学态度，对中医妇科流派传承创新模式始终如一的探索精神，令我感到敬佩。

　　黄素英主任师承蔡小荪先生，注重临床实践，作为第五届上海市名中医，第六批、第七批全国老中医药专家学术继承工作指导老师，带徒传道、授业解惑，高度重视通过有效研究传播提升广大女性的健康素养。近日所送新稿《黄医生妇科百问》，以问答形式梳理了其对妇科常见病、疑难病的病因病机、治则治法、预防保健、治未病等知识的理解和发微，既有其前辈蔡小荪先生的独到经验，也有其个人深刻的临证体会和治疗特色，一问一答、条目清晰，以中为体、中西融合，切合临床、内容丰富，具有很强的实用性和科学性。该书还通过喜闻乐见的口头问答方式提升了普及性、可读性，相信对中医妇科从业者和广大女性朋友都具有很好的参考价值。

黄素英主任承前启后，孜孜不倦。桃李不言，下自成蹊。在该书即将付梓之际，拜读颇有收获。多年合作，承其惠助，乐以为序。

胡国华

2023 年 8 月 30 日

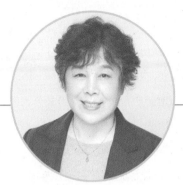

前言

黄素英
上海市中医文献馆主任医师
上海市名中医

海派蔡氏妇科肇始于清代乾隆年间，发源于上海市江湾镇，历二百八十余年，传九代，人才辈出。儒家仁德之品历久不变，医者父母之心代代铭记，济世救人之术精益求精。蔡氏妇科以其德、术、义，独树一帜，屹立于医界。

蔡氏妇科始祖蔡杏农从大场迁居江湾，亦儒亦医，尤以妇科见长，求诊者络绎不绝。二代蔡半耕、三代蔡枕泉、四代蔡砚香均医文并传，名冠一方，遇贫困无助者多送诊施药，不取分文，妙手仁心，普济苍生。至五世蔡小香，时为清末民初上海中医界的精神领袖，对清末民初中西医界影响深远，有不可泯灭之功绩。蔡小香与上海名士共同创办"医务总会"（后改称中医学会，即今中华中医药学会）、《医学报》、《上海医学杂志》、中国医院、医学讲习所、上海中医专科训练班、蔡氏医学堂、蔡氏学堂、师范学堂等，为兴学救国倾注毕生心血财力，名闻大江南北，妇孺皆知。至六世蔡香荪，学贯中西，口碑载道。他不仅是一位妇孺皆知的妇科名医，更是一位爱国爱民的抗战志士，曾参与广州起义、筹办难民收容所、组织救护队、捐资创办医院、为民造井、创办救火会、积极支持淞沪抗战……其爱国义举，广为人知；其医术之高超，则有蒋介石题赠的"医国手"匾额为证。

七世蔡小荪（1923—2018），即我的恩师，幼年即受国学、医学之教育，学养深厚。1939年毕业于中国医学院，后随父襄诊，悬壶七十余载，始终为中医药事业耕耘不辍。1992年起享受国务院政府特殊津贴；1995年被评为"上海市名中医"；曾获"全国中医妇科名专家""全国继承老中医药专家学术经验优秀指导老师"等荣誉称号；2006年获中华中医药学会首届中医药传承特别贡献奖。

蔡氏妇科历经各代发展演变，不断吸纳新知，至蔡小荪教授一辈更臻完备。蔡氏妇科衷中参西，创立了妇科病审时论治学说和周期疗法，在月经病的诊治中注重通调并重，善用通法；处方用药轻灵醇正，通权达变；时时注意培护中土，兼顾后天；调理冲任，重视肝脾肾三脏并重，以理气为先，闭则不专攻伐，崩则不尚止涩；对痛经、闭经、月经不调、不孕、带下病、更年期综合征等多种妇科疑难杂病的治疗均独树一帜，卓尔不凡。

1997年，我有幸正式成为蔡小荪教授的学术继承人，2005年开始领衔主持"十五"国家科技攻关计划——"名老中医学术思想及经验传承研究"子课题"蔡小荪学术思想及临证经验研究"，通过课题培养了一批新的传承人才，随后在上海市中医文献馆成立了蔡小荪名中医工作室，工作室的建设和完善为蔡氏妇科发展奠定了坚实基础；2009年主持承担国家级"蔡小荪名中医经验传承工作室"建设；2012年起承担上海市中医药事业发展三年行动计划"海派中医蔡氏妇科流派传承研究基地"第一期、第二期、第三期建设任务，同时还承担了国家中医药管理局"全国中医学术流派海派蔡氏妇科流派传承工作室"第一轮、第二轮建设任务，这些项目的建设对蔡氏妇科流派的传承发展都起到了重要的推动作用。

在蔡小荪教授的指导下，我经过二十余年的努力研习，逐渐成长为蔡氏妇科第八代代表性传承人、上海市非物质文化遗产"蔡氏妇科疗法"代表性传承人、上海市名中医，并承担国家中医药管理局建设项目，成立了"黄素英全国名老中医药专家传承工作室"。这些成绩的取得，都应衷心感谢导师蔡小荪教授的教导与指引！

我们蔡氏妇科团队研究总结、整理出版了蔡氏妇科的相关学术著作十余部。此次携第九代传人对当今女性朋友较关心的健康问题，尤其是临床中易被误读误解的医学知识，以问答形式予以阐述。书中分别讲解了月经相关的问题，如痛经、月经量过少等；子宫相关的问题，如子宫内膜异位症、子宫肌瘤等；卵巢相关的问题，如卵巢早衰、卵巢囊肿等；生育相关的问题，如备孕、孕期保健等。希望通过阅读本书，可以提高广大读者的医学常识，提升广大女性的健康素养，切实解决一些与读者自身息息相关的健康问题。

本书出版在即，感谢中国农工民主党上海市委员会原驻会副主任委员、上海中医药大学郭天玲教授，及中国中医药研究促进会妇科流派分会会长胡国华教授，为本书赐序。

黄素英

2023 年 8 月

目录

●月经相关

经行诸症

月经量少

● 子宫相关

子宫内膜异位症

子宫内膜增生过长

子宫肌瘤

●乳腺相关

● 卵巢相关

多囊卵巢综合征

卵巢早衰

● 生育相关

孕期保养

产后诸病

● 阴道炎相关

●HPV相关

●更年期相关

● 性早熟相关

● 其他

新生儿相关

痤疮

脱发

避孕

色斑

杂症

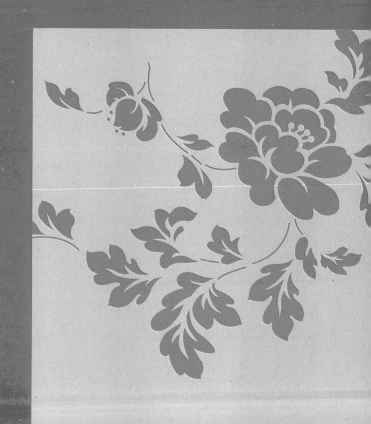

月经相关

痛经

　　女性在行经期间及其前后，可有轻度下腹疼痛、坠胀、腰酸、乳房胀痛及乏力等感觉，属生理现象。如果疼痛超过一定程度，或伴有恶心、呕吐、冷汗甚至晕厥等症状，是为痛经。痛经有原发性和继发性两种，原发性痛经多指生殖器官无明显病变者，故又称功能性痛经，常发生在月经初潮或初潮后不久之未婚者或已婚未育者。原发性痛经在婚后或正常分娩后多可缓解或消失。继发性痛经多因生殖器官的器质性病变所致，如子宫内膜异位症、盆腔炎症等。

　　中医药在治疗痛经方面具有标本兼治、见效快、远期疗效好等优点。以下是临床中常见的令患者困惑不解的问题，加以罗列与解答。

---

① 痛经是不是就是宫寒

　　有太多的痛经患者，就诊时问医生："我是不是宫寒？"

其实"痛经就是宫寒"这种说法不太准确，但是这两者之间又有着比较密切的联系。痛经是临床常见的妇科病，表现为经期或者行经前后出现周期性小腹疼痛，或者痛引腰骶，甚至剧痛晕厥。痛经的中医发病机理有很多种，大概分为两类，不荣则痛和不通则痛。比如肾气虚损、气血虚弱属于不荣则痛；气滞血瘀、寒凝血瘀、湿热蕴结等属于不通则痛。宫寒主要是由寒湿凝滞或者脾肾阳虚所致，主要表现为下腹或者腰部寒凉或者冷痛，得热痛减，带下清稀、量多，性欲淡漠等。宫寒可以引发多种妇科疾病，其中痛经是非常常见的一种。由此可见，宫寒是引起痛经的原因之一，但不是全部。从西医的角度来讲，有原发性痛经和继发性痛经。继发性痛经常常是由盆腔的炎症、子宫内膜的炎症，还有子宫内膜异位症、子宫发育畸形等导致。对于痛经的女性建议积极查清楚痛经的原因，根据病因给予相应治疗，这样才能使痛经的症状得到有效改善。

　　黄素英说：我们常常把原发性痛经分为虚痛和实痛。所谓虚痛就是由于气血虚弱，不能濡养胞宫经脉而导致的痛经。这种痛经大多疼痛隐隐，程度较轻，腹痛喜按，以经后腹痛为多见，如经后小腹隐痛，腹部空坠，经行量少，腰部酸胀。所谓实痛，一般疼痛较剧烈，伴有腹胀，或刺痛，或绞痛，或灼痛。经时伴有血块，瘀血下则痛减。

2. 什么是原发性痛经

原发性痛经，一听这个病名，就可以联想到应该还有一种是继发性痛经。在女性一生中，原发性痛经是非常常见的妇科疾病。如果到医院做了详细的妇科临床检查，没有发现器质性的异常，那么我们就将这种痛经称为原发性痛经，也叫功能性痛经。

痛经一般是在女性月经期前后出现的小腹疼痛，大多在月经来潮或在阴道出血前数小时，出现小腹部痉挛样的绞痛，可以持续数小时甚至几天之久，在剧烈腹痛发作后，有的转为中等程度的阵发性疼痛，大多持续 12 ～ 24 小时。经血外流畅通以后，痛经会逐渐消失。有的痛得厉害的，还需要卧床 2 ～ 3 天，这可真是痛苦的事情。痛经的部位多数在下腹部，重的可以放射到腰骶部或股内前侧，部分患者还伴有恶心、呕吐、腹泻、头晕、头痛、乏力，严重的面色苍白、手足厥冷，甚至晕厥。原发性痛经是青春期少女最常见的妇科疾患之一，一般在初潮后 6 ～ 12 个月发病，发病率高达 30% ～ 50%，其中 15% 左右的患者由于痛经难以正常学习和生活，痛苦不堪。因而诊治原发性痛经，对改善青春期女性的健康有着重要的意义。

西医学认为原发性痛经是子宫肌反应性过高，激发了子宫肌层缺血所导致的疼痛，和子宫位置异常、精神神经、内分泌、遗传、钙离子、镁离子等因素都有关。中医学认为，气滞血瘀、寒凝血瘀、气血虚弱、肝肾亏损等都可以导致痛经，不管是什么原因，都是导致胞宫的气血运行不畅、冲任失调，"不通则痛"。青春期女生保健意识不强，尤其是对经期的保健大多不够重视，一旦经期感寒淋雨、贪凉饮冷，或居住在寒冷之地，都容易导致痛经的发生。

③ 原发性痛经能预防吗

很多的原发性痛经，其实是可以预防的。这需要妈妈给予孩子更多的关心和帮助，尤其是告诉孩子不能做什么。我们要思考一下，为什么原发性痛经在青春期女生中更常见呢? 那是因为很多青春期女生, 如果不是被特别关照, 并不知道来月经时如果不注意就会导致痛经, 这一点要引起家长的重视。

预防可以从以下几方面着手 ————————

第一, 要调节情志。中医学认为女子以肝为先天, 肝属木, 性喜条达舒畅, 恶抑郁, 如果精神抑郁, 气机不畅则会加重痛经。所以要消除对痛经的恐惧心理, 保持好心情, 这对预防和减轻痛经有积极的作用。

第二, 在经期可以进行适度的体育活动, 如慢跑、散步等, 增强血液循环, 这样更有利于经血的排出。但要避免剧烈的运动, 尤其不要淋雨、涉水、游泳、爬山、漂流。夏天月经来潮的时候, 不要吹过冷的空调。

第三, 在日常饮食上, 平时可以多吃些新鲜的、富含维生素 C 的绿叶蔬菜和水果, 经期不要吃生冷寒凉、刺激性的食物, 比如刚从冰箱拿出来的食物。要多吃清淡有营养、易于消化、寒温适中的食物, 月经来潮前和月经期间可以每天喝 1～2 包黑糖老姜茶。

第四, 注意劳逸结合, 保证充足的睡眠, 也要注意眼睛的休息。

第五，经期还要注意卫生、防止感染，不要盆浴，可以淋浴，所使用的卫生巾要柔软、清洁，注意勤换卫生巾。

每次痛经而且经量不多的话，月经前还可以用艾叶、生姜泡泡脚，用艾灸灸一下神阙、关元等穴位。这些都是比较方便的预防措施。

④ 原发性痛经的简便食疗方有哪些

如果原发性痛经不是特别严重，大家可以选择试用以下方法缓解病痛。如果症状特别严重，建议及时就医，进行更加全面的诊疗。

（1）调经止痛茶：当归30克，川芎10克，益母草45克。

以上药材研碎后，以沸水冲泡（或加水稍煎煮），代茶频饮。每日1剂，连服5天。本品可以补血调经止痛，对气滞血瘀所致的经行腹痛、月经量少比较适用。

（2）羊肉炖当归北芪汤：当归50克，羊肉500克，北芪30克。

以上食材一起炖熟后，吃肉喝汤。本品比较适合于气血虚弱所导致的痛经，症见经期小腹绵绵作痛、月经量少、色淡质薄、神疲乏力、面色蜡黄、食欲不佳、大便溏泻等，同时还可以服用乌鸡白凤丸。

（3）当归黄芪五红粥：当归6克，黄芪30克，桂圆50克，赤小豆30克，红花生米30克，红莲子30克，小米30克，红糖适量。

以上食材、药材一起加水，熬煮至烂熟成粥食用，可以益气养血、气血双补，调经止痛，比较适合气血虚弱导致的痛经。

（4）乌鸡汤：乌鸡250克，党参15克，红枣10枚，龙眼肉10克。

洗净乌鸡，去除内脏，切块，与党参、红枣、龙眼肉一起放入锅内，加水适量，生姜少许，武火煮沸后改文火煮汤1小时，调味食用。该汤可以补气养血，调经止痛，也适合气血虚弱的痛经患者。

（5）二皮蜜：柚子1个，陈皮60克，白酒适量，蜂蜜500克。

将柚子去肉取皮，切碎，与陈皮一起装入砂瓶内，加酒适量，浸泡6小时后煮烂，用蜜拌匀，每天早晚各服两匙或加水冲服。本品可以行气化滞，适用于气滞血瘀所导致的痛经，症见月经前腹胀、乳房胀痛、容易生气叹息等。

（6）焖牛肉：茴香3克，胡椒3克，牛肉300克，绍酒15毫升。

洗净牛肉，与茴香、胡椒、绍酒一起放入高压锅，加水焖煮，先武火煮15分钟，后改文火煮半小时，调味后取出牛肉，切片食用。本品可以祛寒、暖胃、补虚。比较适合寒湿凝滞导致的痛经，症见经期小腹冷痛、量少色暗，平时怕冷。

（7）当归羊肉煲：当归6克，肉桂2克，陈皮3克，羊肉250克。

将羊肉洗净，切块，与陈皮、当归同放入煲内焖煮至烂，放入肉桂10分钟，调味食用。该煲可以温经散寒、活血养血、调经止痛，是适合冬天阳虚痛经的食疗方。

5. 原发性痛经能艾灸吗

月经来了不舒服，很多女生的第一反应就是赶紧吃止痛药，止痛药虽然起效快，但下次疼痛基本照旧，还是痛得死去活来，属于治标不治本的方法，而且用药不当的话还可能影响肝肾功能。有研究表明，如阿司匹林、芬必得等常用止痛药，有造成胃出血的可能，有严重胃病的患者更不适宜。

中医药治疗痛经效果很理想，但一般要坚持服用3个月经周期，有些女生又嫌中药太苦，不容易坚持。这时大家除了平时的食疗，也可以尝试一下艾灸。

中医学认为肾主水，月经又称经水，和肾关系密切，也与脾、肝、冲脉、任脉等相关。痛经的原因一是虚，即"不荣则痛"，气血虚弱或肝肾亏虚都会导致痛经；二是实，即"不通则痛"，是由于气血运行不畅造成的。月经前三天如果艾灸三阴交、关元、气海等穴位，就可大大缓解经期不适。具体操作简介如下。

（1）取穴：中极、关元、气海。

方法：取仰卧位，把厚3～5毫米、直径2～3厘米的姜片置于这几个穴位上，取少量艾绒放在姜片上，点燃后施灸，如果自觉有烧灼感，则稍移动位置。每次于月经前3天开始，月经停止时结束。每次坚持20分钟，3个月为1个疗程。

（2）取穴：三阴交、足三里。

方法：用艾条分别悬灸两处穴位。以感到灼热为度，每次于月经前3天开始，月经停止时结束。每个穴位悬灸10分钟，3个月为1个疗程。

黄素英说：临床上痛经以"寒凝胞宫"者多见，即我们说的宫寒，中医治疗原则是"寒者热之"，艾灸是治疗寒性痛经的好办法，简便、易操作，见效快。

6. 蔡氏妇科治疗痛经有什么特色

蔡氏妇科治疗痛经强调求因为主、止痛为辅。痛经的治疗，以止痛为效，但止痛是目的，不是主要的治疗方法。要解决导致痛经的病因，要从根本着手，以求根治。若单纯止痛则仅能暂缓症状，达不到根除疼痛的作用。如宿瘀内结的痛经，瘀滞胞宫，经血虽下，疼痛不减，即使月经量多如注，治疗仍当活血化瘀，以求瘀下痛止，治病求本。在用药方面，蔡氏妇科尤其善用中药蒲黄。强调蒲黄生用，用量不必过重，用以化瘀去实，此药专入血分，以清香之气兼行气血，气血顺行则冲任调达，瘀去痛解。临证治疗时蒲黄常与其他药物合成药对，配合运用，更添疗效。此外，蔡氏妇科还特别重视服药时间，对无生育要求的患者，强调调经止痛药物应在行经前3天即开始服用，连服7剂，使瘀血不易形成而经血畅通，否则效果不明显，并建议连服 3 个月以巩固疗效。虚性痛经平时可常服丸剂调理，经行时再改服汤剂。因为体虚不足，临时服药不可能立即奏功，所以需要经常调养才能见效。

月经不调

月经不调是妇科常见病，主要表现为月经周期或出血量的异常（出血、异常出血、闭经、绝经等）。

月经周期或出血量紊乱，可伴经前、经时腹痛。症状主要如下：①不规则子宫出血，月经过多或持续时间过长或淋漓出血。常见于子宫肌瘤、子宫内膜息肉、子宫内膜异位症等疾病或功能失调性子宫出血。②青春期功能失调性子宫出血，指内外生殖器无明显器质性病变，而由内分泌调节系统失调所引起的子宫异常出血。是月经失调中最常见的一种。分为排卵性和无排卵性两类，约 85% 病例属无排卵性子宫出血。③闭经是妇科疾病中常见的症状，可以由各种不同的原因引起。通常将闭经分为原发性和继发性两种。凡年过 16 岁仍未行经者称为原发性闭经；在月经初潮以后，正常绝经以前的任何时间内（妊娠及哺乳期除外），月经闭止超过 6 个月者称为继发性闭经。④绝经意味着月经终止，指月经停止 12 个月以上。但围绝经期常有月经周期和月经量的改变。表现为月经周期缩短，以滤泡期缩短为主，无排卵和月经量增多。

可见，月经不调包括的内容很多，下面选取临床中疑问最多的问题加以阐述。

7 刚满 10 岁就来月经，正常吗

女孩第一次来月经称初潮，是青春期的重要标志。如果女孩小于 10 周岁出现初潮，就称为性早熟，反之，如果女孩超过 10 周岁月经来潮，我们认为属于正常范围。要知道月经初潮与年龄、营养、遗传、体质状况等因素有关。《素问·上古天真论》说："女子七岁，肾气盛，齿更发长；二七而天癸至，任脉通，太冲脉盛，月事以时下。"随着社会的发展，初潮年龄已经有明显提前的趋势。在孩子初潮时，家长要做好

卫生指导，以及青春期的思想引导工作，帮助孩子在生理和心理上平稳渡过这一阶段。当然目前性早熟的发病率也有明显上升趋势，且女孩的发病率大于男孩。所以家长提前关注孩子的第二性征发育是非常有必要的。

黄素英说：《素问·上古天真论》提到，"女子七岁，肾气盛，齿更发长；二七而天癸至，任脉通，太冲脉盛，月事以时下，故有子；三七，肾气平均，故真牙生而长极；四七，筋骨坚，发长极，身体盛壮；五七，阳明脉衰，面始焦，发始堕；六七，三阳脉衰于上，面皆焦，发始白；七七，任脉虚，太冲脉衰少，天癸竭，地道不通，故形坏而无子也"。这段话的意思是，女子到了7岁，肾气旺盛了起来，乳齿更换，头发开始茂盛。14岁时，天癸产生，任脉通畅，太冲脉旺盛，月经按时来潮，具备了生育子女的能力。21岁时，肾气充满，真牙生出，牙齿就长全了。28岁时，筋骨强健有力，头发的生长达到最茂盛的阶段，此时身体最为强壮。35岁时，阳明经脉气血逐渐衰弱，面部开始憔悴，头发也开始脱落。42 岁时，三阳经脉气血衰弱，面部憔悴无华，头发开始变白。49 岁时，任脉气血虚弱，太冲脉的气血也衰少了，天癸枯竭，月经断绝，所以形体衰……

这是《黄帝内经》对女子生理特点最为精辟的概括。论述了女子生、长、壮、老的生命发展过程，强调了肾中精气在整个生命过程中的重要性，提出了"天癸"的至与竭决定着生殖机能的有无。即从生理学基础上揭示了生死的根本原因，就是肾气的盛衰，肾气盛则生，肾气衰则死。具体而言，天癸是肾中精气充盈到一定程度时产生的具有促进人体生长发育和生殖机能成熟的精微物质。它禀受于先天，充养于后天，随肾中精气的盛衰而变化，并且决定月经的来潮与绝止，而它的至与竭则取决于肾。

8 初潮后月经不规律，正常吗

初潮，是指第一次月经，代表子宫内膜受到雌激素刺激而发育了，也代表从子宫到子宫颈再到阴道的"通路"打开了。通常初潮在乳房发育后两年出现，一般乳房发育平均年龄为 9～10 岁，初潮平均年龄为 12～13 岁。由于青春期时下丘脑和垂体的调节功能还不成熟，它们与卵巢间尚未建立稳定的周期性调节，所以初潮后出现短期内的月经紊乱属于正常现象，在初潮后 2～3 年逐渐趋于稳定。

正常的月经平均周期为 23～37 天，有些人月经可以 2 个月一次，也有的人 3 个月一次，但一定要有规律。如果出现以下情况应予以重视：①月经超过 3 个月或以上未行，中医称为月经稀发、闭经，可伴有面部痤疮、多毛、肥胖等症状。②子宫功能性异常出血，中医称为崩漏，月经淋漓不净，量时多时少，可伴有贫血。出现以上情况者建议家长带患儿及时就医，首先要区分：①器质性原因，如卵巢囊肿、盆腔炎、子宫内膜炎等；②功能性原因，主要由内分泌功能失常引起，如多囊卵巢综合征、高泌乳素血症、甲状腺功能异常等。因此需医院检查 B 超、性激素六项、甲状腺功能等以分析病因，针对性治疗。

同时应加强对女性身心保健和健康辅导，避免月经期参与剧烈体育运动，注意经期卫生，使用优质卫生巾，保证充足睡眠时间，避免冷水洗头、洗澡，经期不能游泳，平时注意保暖，少吃生冷寒凉之品。

9. 月经一直不来怎么办

如果年龄超过 16 岁，第二性征已发育，月经还未来潮，要考虑原发性闭经的可能，建议检查一下相关激素水平。如果是月经初潮后，月经周期出现波动，考虑是否此时中枢对雌激素的正反馈机制尚未成熟，故月经周期常不规律，经过一段时间建立规律的周期性排卵后，月经可逐渐正常。

10. 月经常常淋漓不净是什么问题

正常月经的周期、持续时间和血量通常有明显的规律性和自限性。世界卫生组织（WHO）规定青春期为 10～19 岁，月经来潮是青春期开始的一个重要标志。初潮 1 年内，月经可能或迟或早，或多或少，或停闭几个月。据报道，初潮后的 2 年内，55%～95% 的女性月经周期为无排卵性，待发育成熟后渐趋正常排卵。

临床上一些月经来潮超过 2 年，但仍常月经淋漓不净者，若排除其他器质性病变，多归属于中医"崩漏"范畴。对于青春期崩漏，我在临床上治疗时多以中药补肾调周法为基础，并结合具体辨证，酌情配合益气止血、清热止血、化瘀止血等法加以治疗。

对于青春期少女，在平时生活中也要多加注意，尤其是注意经期卫生的保健。①保持清洁：经期需保持外阴清洁，穿着宽松透气的棉质内裤，不要盆浴、游泳等，同时注意选择合适的卫生巾。②劳逸结合：经期要避免剧烈运动，此外不可过度劳累，临床上有些青春期少女学业繁重，甚至长期熬夜，这都不利于崩漏的治疗和恢复。③饮食有节：忌食辛辣食物，饮食宜清淡而富于营养。④调和情志：经期应保持心情舒畅。如果长期压力较大，也容易导致崩漏的发生，因此平时应注意调节心情，保持平和愉悦。

　　黄素英说：月经淋漓不净，大多属于功能失调性子宫出血（简称功血）。这是由于调节生殖的神经内分泌机制失调所引起的异常出血。功血为妇科的常见病、多发病，其生殖器官无明显器质性病变。在中医学中属于崩漏、月经先期、月经过多、经期延长等范畴。功血可发生于月经初潮至绝经前的任何年龄，50% 发生于绝经前期，育龄期占 30%，青春期占 20%。功血分为排卵型及无排卵型两类，约 80%

病例属于无排卵型，此型多见于青春期、绝经前患者。其病症有虚实之分。虚者多为肝、脾、肾三脏气血虚弱，冲任不固，不能制约经血。实证多为血热或血瘀阻滞胞络，使经血不循常道而妄行。在临床上我们根据其脏腑虚实进行辨证施治，改善排卵功能，恢复和建立其正常周期。不过有些患者病情复杂，治疗不能很快取效，需要耐心进行治疗。

⑪ 月经周期您算对了吗

　　妇科门诊经常需要问及女性月经情况，往往有部分女性记不住自己的月经周期，或是哀伤地说自己月经不正常，每个月 20 天左右就来一次。医生详细问之才发现，原来是部分女性将月经干净后第一天当作了月经周期第一天。

　　那么什么是月经周期？如何正确计算月经周期，下面我们就来详细说一说。

　　首先，月经周期的计算应包括月经来潮的时间（此处为重点），即两次月经第一日的间隔时间称一个月经周期。从月经干净计算是不正确的，所以有忧心自己月经周期短的女性，还是先仔细思考下算术题有没有做对吧。

其次，正常月经周期一般在 28 ～ 30 天之间，当然前后相差 7 天以内也属于正常范围，也就是说 21 ～ 27 天或者 30 ～ 37 天也都属于正常范围。关键是规律性，每个人都有自己的月经周期，只要相对比较固定也属正常。当然还有少部分女性月经 2 个月一潮或 3 个月一潮，甚至 1 年 1 潮者亦有，这些都属于特殊的月经周期，在中医古代医籍中也有记载（2 个月一潮为并月；3 个月一潮为居经，身体正常 1 年 1 潮为避年）。此处仅作为了解，大部分女性请参考常规标准。

12 为什么减肥后月经不来了

爱美之心人皆有之。许多女性朋友为了追求苗条，采取节食的方式减肥，甚至在短时间内使自己的体重迅速卜降。殊不知这种行为在减肥的同时也"减"掉了月经。

女性身体内的脂肪组织参与雌激素的合成，而雌激素是一类重要的女性荷尔蒙，可以维持女性正常生殖功能和第二性征。西医学指出，脂肪含量达到体重总量的 17% 时，女性的月经才能来潮。这个标准被称为临界体脂。要建立正常规律的月经周期，脂肪含量则必须达到体重总量的 22% 以上。

当过度节食减肥后，摄入热量减少，体内消耗大量的脂肪和蛋白质，雌激素合成产生障碍，月经量减少，甚至出现闭经。当体重下降速度过快时，脑垂体应急分泌生物体防御激素，身体处于自我保护状态，也会降低触发排卵所需的激素，同样会引起月经失调。

可见，适度减肥才是健康的生活方式。

> 黄素英说：近些年来临床上因减肥引起的闭经患者不少，有些甚至练肌肉，体重减得不多也出现闭经，这种闭经恢复较慢，希望女性朋友能科学减肥。

经行诸症

经行诸症是伴随月经周期反复出现的、以某一特定症状为主要临床表现的一系列病症的总称，在中医书籍中以单一的突出症状而定病名，如经行吐衄、经行便血、经行浮肿、经行泄泻、经行泄水、经行乳房胀痛、经行身痛、经行情志异常、经行风团块、经行口糜、经行发热……这些症状既可单独出现，也可若干症状同时存在，多出现于经前数日或经期，也可延续至经后数日，一般于经行或经净后自然减轻或消失。

虽然临床症状各异，但其基本病因病机是经期前后血海由满盈到溢泻至空虚、阴血易虚易瘀、气机易滞易乱的特殊生理改变与患者体质的某些缺陷，或脏腑功能的某些不平衡相互影响，致使月经期间及前后脏腑气血的变化超出了自身调节的范围。

下面选取临床常见经行诸症予以答疑解惑。

13 一来月经就流鼻血，是什么病

你听说过有人一来月经就流鼻血吗？那么，流鼻血与月经有什么必然的联系吗？

小丽几个月前来月经的时候突然流了鼻血，心想：可能最近麻辣火锅吃多了，有些上火。因此，她并没有太在意。

　　没想到的是，接下来的几个月里，每次月经来潮都会发生同样的情况。这下小丽可有些慌了，最近吃东西很是注意，没有上火呀，为什么还会经常流鼻血呢，而且还偏偏在月经期出现？下面我们就来聊一聊，这个流鼻血与月经到底有没有关系。

　　想必大家都听说过李时珍的《本草纲目》吧。这本书中就曾经提道："有行期只吐血衄血，或眼耳出血者，是谓逆行。"这里所说的逆行，就是经血上逆而行的意思。中医学将每逢经期或经行前后发生周期性吐血或衄血者，称为"经行吐衄"，又称为"倒经""逆经"。以青春期及育龄期女性多见。此处所说的衄血，就是指鼻出血，而且鼻出血的时间与出血量各有不同。从西医学角度来讲，称其为"代偿性月经"。

　　那么，为什么会出现这种情况呢？是什么原因导致的呢？

　　根据历代医家对本病的认识与记载，更多地将其病机归结于血热导致冲脉之气上逆，迫血妄行。通俗来讲，也就是上火了，但是这里所说的"火"可不仅仅是吃麻辣火锅等辛辣、热性食物而引发的实火，还有各种心情抑郁、不开心、生气等引发的肝经郁火，以及人体肺肾阴虚导致的虚火上炎。

知道了原因所在，那么我们也就不必过度紧张了。如果经期一次很偶然的流几滴鼻血，只要注意调整一下饮食结构及心态情绪就可以了，无须过度担心。但如果经期反复出现流鼻血，或者流鼻血量较多，那么就要及时就医了。中医治疗本病具有一定的优势，建议可作为首选考虑。

14. 经行感冒有何特殊

别看莎莎身形娇小，看上去就是一副柔柔弱弱的样子，但是一年都难得感冒一次，可是最近两个月却出现了异样，每到经前几天就会出现鼻塞、流涕、周身酸痛，细心的莎莎察觉到了这种变化，觉得一定是自己身体出现了问题，需要到医院去探个究竟了。

大家都知道，如果一个人经常感冒，那么她一定是免疫力低下了，可是如果有人总是在月经期前后出现感冒症状，这是正常现象吗？为什么会出现这种情况呢？

中医病名中有这样的一个词语，叫"经行感冒"，指的是每逢经行前后或正值经期，出现感冒症状，经后逐渐缓解。引起本病的原因主要是患者本身气血虚弱，卫气不固，加之经期失血，加重体虚，从而更容易感染外邪所导致。

这时有人可能会想，不就是一个简单的感冒症状，随便吃点感冒片不就好了吗？没有必要这样刨根问底。其实并不是这样，偶尔一次感冒，可以简单对症治疗，但是如果反复出现这样的情况，就要考虑是不是体质出现问题了，如果不及时纠正，可能还存在引起其他疾病的风险。

明代岳甫嘉的《妙一斋医学正印种子编·女科》就有"妇人遇经行时，身骨疼痛，手足麻痹，或生寒热，头疼目眩，此乃触经感冒"的记载。这里提到的"触经感冒"就是"经行感冒"。可见，古代的医家对本病早有记载。虽然本病的发病时间围绕经期，有一定的规律性，但是仍有风寒证、风热证与邪入少阳证等的区别。在治疗的时候还需遵循中医辨证，选择恰当的治疗方法，特别此时处于经期，用药更应谨慎，不可自行随意服用清热解毒药物，以防过度寒凉，伤及宫室。

同时，需注意经前及经期适当保暖、节制饮食，避免淋雨、接触凉水，禁止进食生冷、寒凉之物，以防血为寒湿所凝，进而引发月经病。当然，保持良好心态、非经期适量运动以增强体质及抗病能力也是必不可少的。

　　黄素英说：经行感冒者其体质大多气虚不足，卫外不固，所以应该加强锻炼，提升自身的体质，也可请中医医生辨证治疗，益气固表，一般都可以明显改善症状。

15. 经行头痛为什么不可简单止痛了之

　　"唉！头又痛起来了，觉也睡不好，还是吃一粒止痛片吧……""头好痛，应该是感冒了，还是提早把感冒药吃好，免得加重……"日常生活中如此情景大家应该都不会感觉到陌生吧？

　　头痛病的患者在临床上较为多见。想必很多人都有过头痛的经历，有轻有重，有缓有急。然而，有些女性的头痛，通过询问你会发现和月经期有着密切的关系。尽管如此，很多人并不知道经期头痛也是一种病，遇到这种情况的时候，常常选择自行服用一些止痛药，比如散利痛、芬必得等，觉得这样既简单方便，又起效快，也是一个不错的选择。殊不知，这时的头痛，不仅仅是一种临床表现，更多的还反映出了身体的内在问题，如果不及时进行治疗，还存在引发其他疾病的风险。

每次经期或行经前后出现经后消失的头痛，中医称之为经行头痛。在西医学属于经前期紧张综合征的范畴。引起本病的原因有实有虚，大致分为三类：肝火、瘀血、血虚。这时有些人会提出疑问，为什么这三个原因会引发经期头痛呢？平素情志抑郁或急躁易怒，日久伤肝，肝郁气滞，气郁化火，上扰清窍导致经行头痛；经期遇冷，致寒凝血瘀，瘀血内阻，不通则痛，可致经行头痛；平素体虚，经血量多，血虚不能上荣于脑，脑失所养，亦可致经行头痛。那么患有经行头痛的你是否可以参照这些找到自己的病因呢？了解了经行头痛的原因所在，我们再来看一下，一旦出现了这些症状，该如何去治疗呢？

中医治疗经行头痛的方法较多，主要以调理气血为其治疗大法，实证者通过行气活血以止痛，虚证者则通过补气养血止痛。具体可以通过医生的辨证分析，采用中药汤剂或中成药来进行治疗，也可以运用中医针灸来治疗，往往收效明显。

另外，也要注意平时的日常保健，调整好心态，保持心情舒畅，避免过度紧张、烦躁，注意防寒保暖，经期尤为重要。

黄素英说：经行头痛属于经前紧张综合征，很多女性在月经期常伴有乳房胀痛、头痛头晕、烦躁不安、感冒、吐衄等，非常有规律。这些患者大多为肾水不足、肝郁气滞之体。蔡氏妇科认为其病因病机为气多血少，临床上宜疏肝健脾、育肾宁心，平时加强治疗，以防经期发生相关病症。关键是正确对待身体所出现的不适，消除恐惧心理和紧张情绪，保持心情舒畅。体质虚弱者要增加营养，加强锻炼，增强体质。通过医生的治疗，自身的调理，这些伴随月经出现的不适都会消失。

月经量少

月经量少是指月经周期正常，每次行经天数短于 3 天，经血量每次不超过 30 毫升，经血量色淡或深。月经周期基本正常，经量明显减少，甚至点滴即净，或经期缩短不足 2 天，经量也少者，称为月经过少，又称经水涩少。本病常为闭经的前驱表现。月经过少可与周期异常并见，如经期量少或后期量少。月经过少的诊断，一般是指连续发生 2 次以上。如一贯正常的，突然过少者，应注意是否是受孕早期的先兆流产，或异位妊娠所表现的少量阴道出血，必须进一步做相关检查以鉴别。

月经量少常见原因很多，如减肥过度节食、作息无度内分泌失调、常生闷气心理抑郁等，有些药物可引起月经过少，如避孕药、抗精神病药、抗肿瘤药、治疗子宫内膜异位症类药物（如他莫昔芬、丹那唑、内美通等），此外雷公藤片、溴隐亭等药也会引起月经减少。多次人工流产手术或手术粗暴，损伤子宫基底层内膜或宫腔粘连，都会引起月经过少。产后大出血有时先表现月经过少，继而闭经。多囊卵巢综合征也可见月经过少，常发生于月经后期，体重增加，继而闭经。卵巢早衰者也是先表现为月经过少，继而闭经。

经血过少一般会让抽血检查，检查卵泡刺激素、黄体生成素、雌激素、催乳素、黄体酮，来确定是卵巢还是脑垂体的激素出问题。其次监测基础体温，以观察是否有排卵，或是否出现黄体酮不足的情形。还可做超声波检查，检测子宫内膜厚度及是否排卵。

目前临床上月经量少发病率有逐渐上升趋势，也引起了很多女性的担忧。列举如下问题予以说明。

---

16 月经量少中医有什么良策

临床上我们见到基础体温上升时间较短就来月经的患者，往往出现月经过少的症状，如月经量较原来减少一半及以上，或者行经时间不足 2 天，甚至点滴即净（少于 20 毫升）。

首先我们要知道，基础体温是机体处于静息状态下的体温。由于卵巢排卵后有黄体形成，产生的孕激素作用于下丘脑体温调节中枢，有致热作用从而使体温升高，所以正常女性的基础体温以排卵日为分界点，呈现前低后高的特点，就是常说的双相体温。

其次，基础体温临床上常用于以下方面：如检查不孕原因，指导避孕与受孕，协助诊断妊娠，协助诊断月经失调等。

基础体温上升时间较短就来月经，且量少，这种情况可以归属于中医月经过少肾虚证的范畴。临床上我们常用蔡氏妇科流派育肾调周法治疗，重点在经前期（排卵后至月经来潮前）用育肾培元法治疗，该法能起到补肾健黄体的作用，疗效较为满意。

黄素英说：女性的生理过程具有周期性的月节律，在此过程中肾阴阳消长、气血盈亏呈现规律性的变化。蔡氏妇科认为，肾气、天癸、冲任生殖轴此一内环境应处于平衡状态，这种平衡状态应与大自然的阴阳相对应，才能"天人相应""阴阳相合"。月经期（经水来潮至经净），胞宫气血由满而溢泻，渐至空虚，行使其"泻而不藏"之功能，虽然肾气天癸开始相对减弱，仍应"以通为补"，理气调冲为主，凡经期、经量、经色及经味异常和痛经均可在此期调治，常用疏调、通下、固摄诸法。经后期（经净至排卵期），胞宫气血由虚至盈，肾气渐复渐盛，是阴长阳消之时，此期是调经、种子、消癥的基础阶段，凡排卵障碍、输卵管阻塞、妇科肿瘤、子宫内膜异位症等疾病，均可在此期育肾通络的同时，着力攻伐，祛邪而不易伤正，可施以育肾通络、活血化瘀、软坚散结等法。经间期（排卵期，即下次月经前14天左右），肾气充盛，是阴阳转化、阴极生阳、阳气发动、阴精施泄的种子时期，又称氤氲期或"的候"，若交接合时有受孕可能。若肾阴不足，脾气虚弱，湿热扰动或瘀血阻遏，使阴阳转化不协调，可发生经间期出血等症，治疗以促使阴阳转化为宗旨，施以育肾培元。经前期（排卵后到经潮期），此期肾气实而均衡，阳盛阴长，气血充盛，治疗以维持肾气均衡为原则，此时，又是调治黄体功能低下所致疾病、月经前后诸疾和经期诸疾的关键时期，可应用育肾化瘀、育肾温煦等法。在具体治疗过程中，以调肾为本，将女性四期生理和妇科诸疾的病理特点有机结合，制订出不同病症的周期调治法。周期调治是蔡氏妇科的精髓，治疗月经不调疗效显著。

17 为什么 30 多岁月经就越来越少

门诊中常有较年轻的女性因为月经量少前来就诊，部分患者经过进一步的检查，诊断为卵巢储备功能下降。卵巢储备功能下降是指卵巢产生卵子能力减弱，卵泡质量下降，导致女性生育能力下降及性激素的缺乏，常表现为月经过少、月经稀发、闭经、不孕等。卵巢储备功能下降进一步可进展为卵巢早衰。因此女性朋友对月经量少不要忽视，应该及时就诊，及早查明原因，及早治疗。

那么出现哪些情况时就要警惕卵巢储备功能下降和卵巢早衰呢？

一般来说，如果出现月经量明显减少、月经后期、闭经、不孕等，或伴有潮热汗出、情绪改变等症状时就应该及时到医院进行性激素、B超等相关检查，以明确诊断。月经量少往往是较早出现的一个临床症状，所以大家要加以重视。

中医治疗主要从补肾入手，结合中药周期疗法、辨证论治，有较好的临床疗效。尤其是对卵巢储备功能下降的患者，有些患者经过治疗，原来减少的月经量能显著恢复，月经周期也能恢复规律，不孕症拟行试管婴儿的患者取到的卵子数也较前有所增加。

在日常生活中做好调摄，可以有效保护卵巢功能。比如调整生活方式，拒绝熬夜，保持良好的睡眠习惯；进行适度的体育锻炼；避免过食寒凉食品，少食油炸食品，少饮或不饮咖啡、浓茶及酒类制品；喝些牛奶，多吃鱼虾及新鲜的水果和蔬菜；调节情志，避免焦虑紧张及过度精神刺激等。

18 月经量少一定是病吗

在妇科临床中经常会遇到患者问"我月经量太少了，我会不会子宫内膜太薄？""我月经量很少，能不能怀上宝宝啊？""我今年 45 岁了，月经量很少，二十几天就来一次月经？"

可见，很多人对正常的月经量还缺乏了解。什么样的月经过少要治疗呢？

与月经相关的生殖器官是卵巢和子宫，卵巢的功能：一是分泌性激素，就是按月分泌雌激素、孕激素，促进女性身体的发育，使子宫内膜周期性生长、脱落而形成月经；二是生殖，即每个月排一次卵子，与精子结合后形成受精卵并种植在子宫腔里发育成胎儿。子宫的功能是孕育后代和产生月经，子宫就像盆腔里一个独立的小房子，当子宫里没有胚胎时，子宫最里面的"墙皮"即子宫内膜受卵巢分泌的雌激素、孕激素的刺激，增长变厚、脱落出血、形成月经排出、变薄，再增长变厚这样一个周期的过程。女性的正常月经量是5～80毫升，上下限之间可相差16倍之多，可见月经量的多少存在明显的个体差异。

女性在不同时期，月经量也会不同。

比如刚初潮的女孩月经量少，但周期正常，身高、体重正常，也没有其他不舒服，那么可以初步判断她是正常的，可能与遗传有关，不需要治疗。如果以后想要宝宝，做孕前检查及孕前准备即可，但如果超过一年未孕，那就要排除子宫发育不良等异常情况。如产后一段时间内月经量少，又正处于哺乳期，一般也属于正常现象，仍需要严格避孕。再如子宫、卵巢手术后的恢复期，放置宫内节育器后（尤其是曼月乐），或口服避孕药、精神病药物时期，月经量少均属于暂时性的，去除干扰因素便会恢复。而处于绝经过渡期，卵巢功能逐渐衰竭而月经量少，是自然的生理现象，也不需要特别治疗。

病理性的月经量少，原因也很多，比如手术或放化疗后会导致月经量少，如人流、清宫手术，会损伤子宫内膜，使月经的产生减少，或者因为宫颈管粘连而阻碍月经排出，并伴有痛经加重。再如卵巢良性肿瘤剥除后导致的损伤，或卵巢及其他部位恶性肿瘤化疗、放疗，都会损伤卵巢皮质中的卵泡，进而减少雌激素和孕激素的分泌，导致月经减少甚至消失，这时候，有生育需求者要看生殖科或是在恶性肿瘤治疗前进行冻卵、冻胚或冷冻卵巢组织等手段而保留生育功能，而因卵巢损伤出现潮热、盗汗等绝经症状者需要中西医结合治疗。内分泌异常也会导致月经量少，长期熬夜、精神压力大、肥胖、剧烈运动、短时间体重波动过大、营养障碍等情况也很容易导致月经量少甚至闭经，或是反反复复无规律的出血。这时候我们就要调整生活状态，保持规律的生活，早睡、健康饮食、控制体重。内分泌疾病如卵巢功能异常（包括多囊卵巢综合征、早发性卵巢功能不全、卵巢储备功能减退、卵巢早衰）、甲状腺疾病、肾上腺疾病、高泌乳素血症等，需要针对性治疗。还有感染引起的月经过少，如子宫内膜炎、子宫内膜结核。所以采取合适的避孕措施、减少或避免宫腔操作、预防感染是关键。

黄素英说：肾主生殖，为先天之本。肾在女性的生长发育、衰老各阶段和女性经、带、胎、产各期中起到十分关键的主导作用，有着重要地位。肾气从"七"至"七七"的消长是一个动态的过程，不足与过长均会影响女性的生理、病理。因此，在女性一生中需要随时调节肾气。所以肾气的功能就是我们所说的卵巢功能，蔡氏妇科对女性调肾的特点：青春期宜充、育龄期宜理、更年期宜和、老年期宜补，因人而异。目前社会上流行的"卵巢保养"，可能就没那么科学。

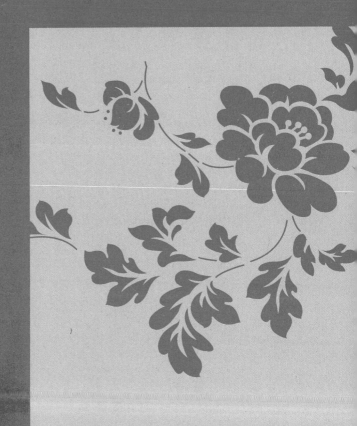

子宫相关

子宫内膜异位症

子宫内膜异位症（简称内异症）是指具有生长功能的子宫内膜组织（腺体和间质）出现在宫腔被覆内膜及宫体肌肉以外的其他部位。内异症和子宫腺肌病同为子宫内膜异位引起的疾病，但它们发病的机制和组织发生是不相同的，临床表现亦有差异，实际上是两种不同的疾病。二者均是妇产科的常见病，常可并存。内异症的发病机制可能如下：随经血逆流或医源性携带的子宫内膜转移到宫腔和子宫肌层以外的部位，在局部因素的作用下（免疫因素或炎症因子）种植和生长形成病变。而子宫腺肌病的发病目前多认为是基底层内膜细胞增生，侵入肌层间质的结果。

子宫内膜异位症有以下特点：①多发于育龄期女性，主要引起疼痛和不孕。②近年来发病率有明显的上升趋势。③症状与体征及疾病的严重性不成正比。④病变广泛、形态多样，可侵犯全身任何部位。⑤极具浸润性，可形成广泛严重的粘连。⑥组织学上虽然是良性，但却有增生浸润、转移及复发的恶性行为。⑦激素依赖性。

这些特点使内异症的治疗甚为棘手。内异症的发病机制尚未完全明了，主要以经血逆流、种植、体腔上皮化生和诱导学论为主导理论。子宫内膜在宫腔外需经黏附、侵袭和血管形成的过程，在种植、生长后引起症状。在子宫内膜完成异位种植、生长等过程中，机体全身和局部免疫状态、功能，以及激素、细胞因子和酶等均起重要作用。内异症具有一定的遗传倾向和家族聚集性，可能与遗传因素有关，也有证据表明，内异症与亚临床腹膜炎症有关。

可见，疾病也是在不断发展变化中的。

19 没结婚的小姑娘会得子宫内膜异位症吗

既往大众认为青春期盆腔子宫内膜异位症的发病人数相对较少，但近年来其发病率有上升趋势，甚至有研究表明并不低于成年女性。由于这一人群年龄较低，症状隐匿，易延误诊治。有学者分析了 195 例青春期盆腔子宫内膜异位症（EMs）患者的临床资料，就诊的主要原因：盆腔包块（72

例，占 36.9%），非经期下腹痛（53 例，占 27.2%），痛经（30
例，占 15.4%），月经异常（15 例，占 7.7%），等等。有调查
结果显示，儿童及青少年患者从出现症状到确诊平均需 8.8
年，最长者达 10 年之久，而 30 岁左右妇女仅需 1.5 年。

痛经、慢性腹痛、盆腔包块等都是较常见的青春期盆腔
子宫内膜异位症的临床表现，针对这些表现，家长和患者均
应该引起重视。比如痛经在青春期少女中是较多见的，因此
许多家长会认为青春期少女痛经是原发性痛经，而忽视了子
宫内膜异位症引起痛经的可能。如果青春期少女痛经加剧，
且伴有明显的肛门坠痛等，应该引起重视，需要做一些必要
的妇科检查、超声检查、抽血检查（如 CA125）等，以进一
步明确诊断。

黄素英说：子宫内膜异位症的病因很多，其中有
"种植说"，即子宫内膜被种植在子宫腔以外生长。
青春期少女在经期激烈运动，如经期长时间的骑车，
经期有性生活等导致经血横溢，种植于卵巢而致子宫
内膜异位症，从而导致痛经。

20 巧克力囊肿为什么会痛经

痛经是女性较常见的病症，可以分为原发性痛经和继发性痛经。原发性痛经又称功能性痛经，生殖器官无器质性病变。继发性痛经则伴有盆腔器质性疾病，如巧克力囊肿即子宫内膜异位症、盆腔炎等。子宫内膜异位症是指具有活性的子宫内膜组织（腺体和间质）出现在子宫内膜以外部位。异位内膜可以侵犯全身各个部位，若异位内膜侵犯卵巢皮质并在其内生长、反复周期性出血，形成单个或多个囊肿型的典型病变，即为卵巢子宫内膜异位囊肿。这种囊肿大小不一，内含暗褐色、似巧克力样糊状陈旧血性液体，所以也称为卵巢巧克力囊肿。如果初潮时无痛经，后来开始出现痛经，并且越来越痛，就符合医生常说的继发性痛经，"进行性加剧"，这是子宫内膜异位症的典型症状之一。

中医治疗需根据患者具体情况而定。对未婚无生育要求的内异症患者，以控制症状为主，如减轻痛经和控制卵巢巧克力囊肿增长。对已婚有生育要求的内异症患者，一般先嘱避孕治疗一段时间，待痛经症状明显改善，病症减轻，再考虑中药助孕。对无生育要求者，我常运用内异症中药分期疗法。子宫内膜异位症痛经和巧克力囊肿痛经从中医来说，其基本的病机为宿瘀内结，关键在于瘀血，因此治疗重点在活血化瘀。在平时（非经期）运用化瘀消坚方加减，在经期运用四物调冲汤加减化瘀止痛。

黄素英说：有些原发性痛经的青春期女性对痛经不重视，特别是有些母亲说，痛经没关系，等结婚生了孩子就会好的。但是因为痛经的患者，经血排出受阻不畅导致横流，往往产生子宫内膜异位症，痛经出现进行性加剧，原发性痛经转化成继发性痛经，这时家长必须重视，要排除子宫内膜异位症的可能。

子宫内膜增生过长

子宫内膜增生过长是由于持续或大剂量的雌激素单独作用于子宫而引起的内膜变化。

子宫内膜增生过长分为：①子宫内膜单纯性增生过长。②子宫内膜单纯性增生过长伴不典型增生。③子宫内膜复杂性增生过长。④子宫内膜复杂性增生过长伴不典型增生。

单纯与复杂是针对腺体形态与密度而言；不典型增生是针对细胞有异型性而言。

子宫内膜增长过长通俗讲就是子宫内膜增厚，不是单独的疾病。因为现在临床中越来越多的就诊患者会因为 B 超检查发现内膜增厚而就诊，因此加以简单阐述。

㉑ B超提示子宫内膜增厚是怎么回事

子宫腔内覆盖的黏膜称子宫内膜，分功能层和基底层，正常厚度在 5 ～ 12 毫米不等，其厚薄随月经周期中卵巢激素的影响而周期性变化。

子宫内膜功能层受卵巢激素变化的调节，具有周期性增殖、分泌和脱落性变化，我们熟知的月经就是功能层的脱落。一个月经周期分为：增殖期，月经第 5 ～ 14 天。子宫内膜厚度自 0.5 毫米增生至 3 ～ 5 毫米。分泌期，月经第 15 ～ 28 天。又分为分泌早、中、晚期，分泌晚期也就是月经周期第

24～28天，子宫内膜厚达10毫米。月经期，月经第1～4日。子宫内膜功能层崩解脱落，这是雌激素和孕激素共同撤退的结果。

如果子宫内膜因故过度增长，超越了应有厚度，即为内膜增厚。子宫内膜增厚可发生在任何年龄段，症状主要为不规则的阴道出血、月经长短不一、周期紊乱等。如果出血量较多或持续时间较长，甚至会引发贫血。有的则可表现为月经稀发、闭经、不孕等。

子宫内膜增厚的发病因素尚不十分清楚，但目前认为雌激素长期刺激是其主要病因。①内分泌紊乱：雌激素过度分泌，如多囊卵巢综合征、甲亢、外源性雌激素的应用、不孕或不育及绝经延迟。②其他妇科病：患有卵巢囊肿、子宫肌瘤、子宫内膜异位症、子宫内膜炎、子宫内膜息肉、黏膜下子宫肌瘤、子宫内膜增生、子宫内膜癌等，也可导致子宫内膜增厚。③精神压力过大：如果长期精神紧绷，很容易使雌激素分泌紊乱，长此以往易引发子宫内膜病变。④体重超标：超重会导致内分泌失调，进而卵巢雌激素分泌异常，最终引发子宫内膜增厚。对于子宫内膜增厚，结合病史及年龄等因素，必要时应先考虑诊断性刮宫或宫腔镜检查，以进行子宫内膜病理检查，排除子宫内膜病变。总之对于子宫内膜增厚，首先要明确诊断，查清原因，再针对性治疗。

黄素英说：子宫内膜增生患者常表现为经行淋漓不净，或量多如注，或经行一月不净，到医院往往要进行诊断妊刮宫，但诊断妊刮宫后又会反复增厚。我们在临床上分期治疗。即经期化瘀调经，帮助增厚的内膜脱落，非经期活血化瘀，控制内膜过度增厚。我曾治疗一位患者，51 岁。主诉：月经淋漓不净 1 个月余。既往月经尚准，经期 5 天，周期 30 天，量中，色红。因经行 2 周未净，服妇康片出血未停，B 超示子宫内膜厚 22 毫米，舌红，舌下静脉瘀血，苔薄，脉细滑数。该患者去年也因子宫内膜增厚经行月余不净行诊断妊刮宫，害怕再行刮宫故来请中医诊治。我认为该证属瘀血内阻、冲任失调。治拟化瘀调冲，药用炒当归 10 克，白芍 10 克，生蒲黄 30 克，血竭 3 克，花蕊石 15 克，怀牛膝 10 克，乌药 10 克，陈皮 6 克，制香附 10 克，益母草 30 克，续断 12 克，杜仲 12 克。药后瘀下较多，5 天后经净。复查 B 超示内膜厚 6 毫米。经后用化瘀消坚方软坚散结，控制内膜增生过度。

子宫肌瘤

子宫肌瘤，以肌瘤组织局部对雌激素的高敏感性为主因，由子宫平滑肌细胞增生所致，是妇科常见良性肿瘤。多发于30～50岁生育期妇女，据尸检统计，30岁以上妇女约20%患有子宫肌瘤。发病率近年有上升趋势。临床表现为阴道出血，下腹部触及肿物及压迫症状（尿频、尿急、尿潴留、便秘等），可引起经量增多、经期延长、腹痛、带下量多、不孕、流产，部分患者合并乳腺增生等，也可见无明显症状患者。按子宫肌瘤生长部位分为子宫体肌瘤和子宫颈肌瘤，前者约占90%，后者仅占10%。根据肌瘤与子宫壁的关系，分为4种：肌壁间肌瘤、黏膜下肌瘤、浆膜下肌瘤及阔韧带肌瘤。西医治疗以手术为主。西医认为子宫肌瘤是一种对激素有依赖的肿瘤，雄激素、孕激素及相关受体都和该疾病有关联。此外，遗传因素、细胞因子等与子宫肌瘤发病也有关。

中医学无子宫肌瘤病名，随着对其研究的不断深入，根据其发病特点和临床表现，目前多数医家将其归属于中医学"癥瘕"范畴。癥瘕的发生主要是由于机体正气不足，风寒湿热之邪内侵，或情志因素，房事所伤，饮食失宜，导致脏腑功能失常，气机阻滞，瘀血、痰饮、湿浊等有形之邪凝结不散，停聚下腹胞宫，日月相积，逐渐而成。由于病程日久，正气虚弱，气、血、痰、湿相互影响，故多互相兼夹而有所偏重，极少单纯为气滞、血瘀或痰湿。根据临床表现主要为气滞血瘀证、痰湿瘀结证、湿热瘀阻证、肾虚血瘀证等，治疗以化瘀散结为基本治则，根据辨证及经期或非经期分别采用理气、化痰、滋阴、补气等法。

22. 子宫肌瘤可以吃中药治愈吗

子宫肌瘤是女性生殖器官中一种最常见的良性肌瘤，常见于30～50岁的妇女。其形成原因是子宫平滑肌过度增生，故又名子宫平滑肌瘤或子宫纤维肌瘤。有不少子宫肌瘤患者无症状，仅于体检后偶然被发现。其临床表现还包括阴道出血、腹部包块、腰酸、下腹坠胀等。西医多采用手术及激素药物等手段治疗。

子宫肌瘤属于中医"癥瘕"范畴，其病机为瘀血内停，治疗以扶正祛瘀为原则。目前，中医药治疗已经成为子宫肌瘤保

守治疗的首选方法了。特别对于早期体检中发现的，直径小于
3厘米的子宫肌瘤，疗效明显，中药能够促进肌瘤缩小甚至消
失；而且在改善临床症状上，中医药治疗也有着独特的优势。
中医药治疗子宫肌瘤的手段多样，内服法包括口服中药、中成
药，外治法则有针灸、穴位敷贴、穴位按摩、中药熏蒸、中药
外敷等，配合调整饮食起居，能够更加有效地治疗该病。

23. 子宫肌瘤患者饮食宜忌有什么

子宫肌瘤是激素依赖性的疾病，好发于性激素分泌旺盛
的育龄期妇女，青春期前少见，而绝经后发展停止或肌瘤缩
小。所以子宫肌瘤的患者饮食上需注意减少刺激性食物及含
雌激素食物的摄入，避免摄入燕窝、雪蛤、蜂王浆等动植物
雌激素含量高的滋补食物；避免服用滋补型的保健品，如蜂
胶等。尽量多进食海藻类食物，比如紫菜、海带、裙带菜等，
以及芋头、红薯、山慈菇、荸荠等软坚散结的食物。

黄素英说：子宫肌瘤的患者，要正确认识子宫肌
瘤，消除对子宫肌瘤的恐惧、紧张情绪。女性朋友要

注意情志的调节，心胸宽广，尤其在经期要注意避寒保暖，以免气滞血瘀、寒湿凝滞而成癥瘕。饮食要清淡，少吃油腻煎炸、膏粱厚味之食品，以免积湿生痰；少吃生冷食品，以防阴寒凝聚胞宫而致癥瘕。不吃含有雌激素类的保健品，如燕窝、雪蛤、蜂胶等，避免补充更多的雌激素，而加速肌瘤的增长。加强体育锻炼，调顺气血，保持心情舒畅，减少焦虑，以防气血瘀阻。要及时治疗月经病，做好产后调理，减少子宫肌瘤的发生和发展。

24 子宫肌瘤可以不手术吗

子宫肌瘤是女性的常见病及多发病，大多数是良性的肌瘤，且术后容易复发。临床上经常有女性不愿意做手术，那么是否需要手术，要从肌瘤的生长部位、数目、大小和生长速度，肌瘤是否引起明显的症状，有无并发症，患者的年龄，以及是否有生育要求等方面进行综合考虑评判。

一般子宫肌瘤小于 5 厘米，无明显症状（如月经量过多、继发贫血、压迫膀胱产生尿频或排尿困难、压迫直肠产生排便困难），在数年间稳定或缓慢生长，无并发症（腹水和腹膜腔积水等），可以考虑暂时不手术治疗。因为子宫肌瘤是激素依赖性的肿瘤，在卵巢功能衰退后逐渐萎缩，所以围绝经期及绝经期女性每 6 个月至 1 年复查阴超，如果子宫肌瘤逐渐缩小也可以不做手术。有生育要求的子宫肌瘤患者则要具体问题具体分析，建议咨询专业医生综合考虑制订治疗方案。

> 黄素英说：子宫肌瘤是一种雌激素依赖性疾病，所以在育龄期的女性在肌瘤摘除手术后复发率很高，中医一般用软坚散结、化瘀消癥的方法来改变患者血易瘀积的体质，使其气血通畅，控制肌瘤的生长，或使其缩小。

25. 子宫肌瘤会出现哪些临床表现

子宫肌瘤，我们可别小瞧了它！它是女性最常见的良性肿瘤之一，也是人体最常见的肿瘤，以 40 ~ 50 岁女性最多见。属于中医学"癥瘕"范畴，但部分症状与"崩漏""月经不调"等病症都相关。如果是大的肌壁间肌瘤及黏膜下肌瘤，一般会出现月经周期缩短、经量增多、经期延长、不规则阴道流血等。而一旦肌瘤发生了坏死、溃疡、感染，则有持续性或不规则阴道流血或脓血性排液等。另外，很多肌瘤患者还可伴随腹部包块、白带增多、腹痛、腰酸、下腹坠胀等症状，如果肌瘤压迫膀胱就会出现尿频、排尿障碍、尿潴留等，压迫输尿管可能导致肾盂积水，压迫直肠可能导致排便困难，还可以导致不孕、继发性贫血等，严重的会有全身乏力、面色苍白、气短、心悸等症状。中医以活血化瘀、软坚散结为治疗的基本原则，但会根据患者自身体质强弱、病之久暂，或先攻后补，或先补后攻，或攻补兼施，随证施治。

手术与否，需具体分析。如果子宫肌瘤的体积大，子宫超过孕 10 周大小，或单个肌瘤的直径超过了 6 厘米，或者子宫肌瘤体积虽不大，但出现了月经量增多、贫血、尿频、便秘或排便困难等明显症状，或者因为子宫肌瘤而影响了生育，或者子宫肌瘤生长迅速，不能排除有恶变的可能，或者是绝经后子宫肌瘤不缩小反而增大的，则可以考虑手术治疗。

中医药治疗子宫肌瘤在改善症状、减少子宫出血、纠正贫血、恢复体力等方面有明显优势，对较小的壁间肌瘤也显示了较好的疗效。此外，除中药内服，还有灌肠、外敷、贴脐、针灸等多种治疗方法，可根据具体情况选用。

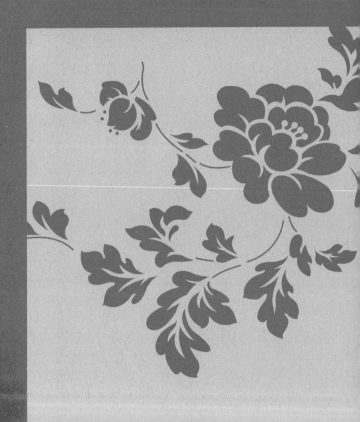

乳腺相关

乳腺作为女性第二性征的重要组成部分，在一生中都扮演着重要角色。随着疾病谱的变化，各种乳腺疾病发病都呈上升趋势，严重危害了女性的身体健康与生活。乳腺疾病常见的症状有乳房疼痛、乳房肿块、乳头溢液等。常见的疾病有急慢性乳腺炎、乳腺增生症、乳腺纤维瘤、乳腺囊肿以及乳腺癌等。

了解乳腺相关知识，必将有助于大家防患于未然。

26. 你知道老生闷气和乳腺疾病的关系吗

现代社会竞争激烈，女性面对的压力也与日俱增。有些性格内向的女性朋友，不善于表达自己的想法或不喜欢与他人交流，总是将情绪藏在心底，闷气无处宣泄，长期积累后容易引起乳腺疾病，危害自身的健康。心情不畅直接影响乳腺健康。

乳腺疾病包括乳腺炎、乳腺囊性增生症、乳腺纤维瘤和乳腺癌等。通常有三大症状：乳房疼痛、乳房肿块和乳头溢液。乳腺导管堵塞，血液循环不畅，乳腺导管内自身代谢物及残留乳汁都是导致乳腺疾病发生的重要因素。从中医的角度来看，乳腺疾病的发生主要是由于肝气郁结造成的。古语有云："女子以肝为先天。"肝经疏通，气血调和，对于女性是非常重要的。人处于抑郁状态，肝气郁结，肝失疏泄，气血凝滞于乳络，经脉阻塞不通，不通则痛，即会引起乳房疼痛不适。另一方面，肝气横逆犯胃，肝胃失和，水湿失运，痰瘀内生互结，阻于乳络，结聚为块，即产生乳房肿块。乳腺良性肿块若进一步发展，则有 4% 的可能性转化为恶性肿块。

因此，保持乐观的心态，学会自我调控情绪，劳逸结合，合理饮食是积极预防乳腺疾病的重要方式。女性朋友更要养成定期自我检查乳房的好习惯。

> 黄素英说：现代不少女性错误地认为哺乳会影响身材，所以产后拒绝哺乳。这也是导致乳腺疾病的重要原因之一。

27 乳腺结节是否必须手术

女性在日常生活中经常会在不经意间发现自己的乳房里

长了一些疙瘩，有的大，有的小，有的按上去还会有痛感。当出现这些情况的时候，很多人的第一反应都是"这个小东西会不会是不好的呢？""是不是要开刀把它切掉呢？"……这时候，建议您不要过度紧张、焦虑，首先要到正规的医院做一个乳腺B超，根据报告及医生的建议再决定下一步怎么做。

乳腺B超、钼靶、核磁共振是目前较为常见的用于临床鉴别乳腺疾病的检查项目。其中乳腺B超更为常用，其检查方便，是世界公认的无创性检查手段之一，目前为止未发现对人体造成损害。在乳腺B超报告中常常会出现"乳腺结节"的诊断，那么，这个所谓的"结节"到底是什么呢？跟乳腺增生有什么区别呢？需不需要马上治疗呢？

乳腺结节是一种症状，并没有明确的定义，也可叫作乳房肿物、乳房肿块，但不一定都是乳房肿瘤。常见于乳腺增生（可形成乳腺囊肿）及乳腺肿瘤性疾病，包括乳腺良性肿瘤（如乳腺纤维瘤、分叶状肿瘤）以及乳腺恶性肿瘤（乳腺癌）。据报道，年轻女性最常触及的乳腺结节是乳腺纤维腺瘤，占乳腺门诊患者的 7% ～ 13%。

做过乳腺B超的女性都会发现，B超报告的结论部分如出现"乳腺结节"字样的诊断，则常常会提到"BI-RADS"，那么，这又代表了什么呢？有什么特别的意义吗？

BI-RADS 是美国放射学会推荐的"乳腺影像报告和数据系统"，临床医生常常根据其对乳腺病变良恶性程度与风险进行评估，将影像对病灶的评估分为 0～6 类。其中，BI-RADS1 类检查结果阴性，未发现异常病变；BI-RADS2 类基本上可以排除恶性病变，可 6～12 个月随诊；BI-RADS3 类良性可能性大，恶性可能性＜2%，可 3～6 个月复查；BI-RADS4 类恶性可能性 2%～95%，需穿刺或切除活检，其中 4A 的恶性可能性为 2%～10%，4B 的恶性可能性为10%～50%，4C 的恶性可能性为 50%～94%；BI-RADS5 类具备典型的恶性征象，高度可能为恶性，可能性≥95%，BI-RADS6 类已活检病理证实为恶性，再做影像检查即为此类。

也就是说，BI-RADS0～3 类属于良性病变，一般情况定期观察随访即可，必要的时候将可疑肿物切除，就能达到良好的预防与治疗效果。进入 4 类则肿物有一定的恶性可能，对于这种情况，就应积极地进行密切观察，必要时穿刺活检，或手术切除，根据病理进一步诊断治疗。

乳腺结节的成因尚不明确，可能与乳房感染、损伤、内分泌激素水平紊乱、基因突变、环境因素等有关。黄素英教授认为，乳腺结节的发生与人的体质、情志等多种因素息息相关，手术切除只是针对当前病灶进行治疗，但不能有效预防术后复发，故建议随访期及术后患者均可考虑中药治疗，从根本上祛除病因，改善体质，从而抑制结节的形成及发展速度。与此同时，要注意避免进食含有雌激素的药物及相关保健食品，比如蜂王浆、雪蛤、燕窝等，防止其过度生长。

黄素英说：乳腺结节的产生与情绪不畅，冲任失调有关。所以我们要保持心情舒畅、心态乐观，减少焦虑；同时当月经不调时要及时治疗调整，另外女性在生育后要坚持哺乳，这是治疗乳腺结节和防止乳腺结节产生的最好方法。

28. 你是容易生各种"结节"的人吗

随着事业、家庭双重压力的增加，现代女性特别容易出现焦虑、抑郁、委屈、愤怒等不良情绪。这些不良情绪会影响气机，导致肝气不疏，从而引发很多疾病。在中青年女性中，同时患有甲状腺结节、乳腺增生、子宫肌瘤其中两项或者三项疾病的人群不断扩大。所谓的"三联"疾病是指甲状腺、乳腺、子宫（卵巢）相继或联合发病，即女性在这三个地方的一处出现结节、肿块、囊肿，其他两个地方也往往会出现伴随症状。

西医多认为此三个部位结节等的发生与激素分泌功能紊乱有关。中医则认为情志因素是三种疾病共同的发病病因，病机与肝气郁结所致气滞、痰凝、血瘀等因素密切相关。结节的产生根源在于肝郁气滞，因为肝经瘀堵，导致痰凝血瘀，结节就是痰凝血瘀的产物。

那肝经为什么会瘀堵？

中医认为肝主疏泄条达，怒伤肝。生气会导致肝气不疏，长期肝气郁滞，肝郁克脾土，会影响脾胃功能，导致体内痰湿停滞。痰湿堆积，痰液黏稠，在身体里到处流窜，生气发火后，怒气上行，肝火带着痰液上行，痰燃逐渐积聚，阻碍气血运行。气不通则血瘀，气、痰、血三者堆积，久而久之，就会导致有形的结节出现。

这些痰瘀堵在身体里不同的部位，就会导致不同的病症，堵在甲状腺就形成甲状腺结节，堵在乳腺就发展为乳腺结节，堵在子宫就是子宫肌瘤。

无论预防或者治疗，都应重视情绪调节。结节是一种信号，提醒你一定要心情舒畅。肝气舒畅，则体内结节自然就会散了。反过来，越是着急，越是上火发脾气，那些"结"就越难散开。

黄素英说：很多患者发现自己以前什么病都没有，可现在不仅有乳房结节，不久又发现子宫肌瘤、卵巢囊肿、甲状腺结节等，不能理解。实际上这些病的病因都是相同的。一旦身体内肝气不疏，痰湿停滞，气血瘀滞就会到处长结节。特别是有些患者一发现有结节就手术，可手术后很快又复发了。我提醒大家首先要放松心情，改变焦虑的情绪，同时请中医医生进行治疗。一般通过中医疏肝理气、活血化瘀、软坚散结的治疗，改变气血瘀滞的体质，整体治疗，异病同治，能达到一通百通的疗效。

29 乳房胀痛中医怎么治疗

中医学认为，女性乳房胀痛多与肝、脾、肾功能失常有关，尤以肝脏关系最为密切。女性乳房属足厥阴肝经，肝气郁结，气机阻滞，则会表现为乳房胀痛。建议平时注意调适自己的情绪，保持愉悦的心情，调整饮食结构，多吃蔬菜水果，减少脂肪摄入。根据个人体质不同可选用部分中草药泡水代茶饮，如玫瑰花、陈皮等。

黄素英说：乳房胀痛大多发生在经前，其原因有虚实之分。虚者为肝肾经血不足，经行之时经血下注则气血更虚，乳络失于濡养；实者为肝气郁结或脾失健运，水湿内停，使气血运行不畅，经行阴血下注冲任，冲脉偏盛，则气血运行不畅加重，不通则痛。所以治疗应辨证施治。虚者可用一贯煎、六味地黄丸滋养肝肾，理气止痛；实者可用逍遥丸、小金丹、乳增宁片等。

㉚ 如何区分乳腺增生与乳腺结节

临床上很多患者说不清楚自己是患了乳腺增生，还是有乳腺结节，下面简单和大家介绍一下。

首先，乳腺增生是一种良性疾病，乳腺结节是一种症状。

乳腺增生可以形成乳腺结节，但是乳腺结节包含范围更广。乳腺结节可能是乳腺增生，也可能是乳腺肿瘤性疾病，包括乳腺良性肿瘤，比如乳腺纤维瘤、分叶状肿瘤（分为良性、交界性和恶性）以及乳腺恶性肿瘤。

二者可以从很多方面加以区别。①从临床表现及发作时间来区别：乳腺增生会随着月经周期发生变化，例如大多数患者具有周期性疼痛的症状，月经前期发生或加重，月经来潮后减轻或消失，乳房胀痛多见于单侧或双侧乳房，胀痛或触痛，持续时间不等。乳腺结节，如果是乳腺增生结节也会随着月经变化，如果是乳腺纤维瘤或者乳腺癌那么随着月经周期变化就不明显了。②生长速度方面：一般乳腺增生结节，其肿物大小短期内无增大趋势，乳腺恶性肿瘤肿物大小变化一般较快。③发病年龄方面：乳腺增生结节好发于育龄期女性，乳腺恶性肿瘤好发于中老年女性。④形态感觉方面：乳腺增生结节一般质地较软或中等，伴有压痛，活动度好，边界清楚。乳腺恶性肿瘤触诊较一般结节质硬，边界不清，活动度差。

中医药治疗乳腺增生有很好的疗效。比如蔡氏妇科治疗乳腺增生一般以疏肝解郁为主，常用逍遥散或丹栀逍遥散加减。乳腺良性肿瘤一般以化瘀散结消癥为主，常用桂枝茯苓丸加减。

③1 有了乳腺结节怎么办

现代都市发展日新月异，都市中的女性更是承受着工作和生活的双重压力，所以有充分的理由多关爱自己一点。健康是不可或缺的重中之重，而定期体检已经成为生活中的一部分。临床上经常会有患者体检发现乳腺结节，到门诊咨询医生："医生，我该怎么办？是不是要动手术切除？"其实在定期的常规体检中查出乳腺问题的女性还真不少。不少女性为此忧心忡忡，谈"结节"色变。那真的需要这样吗？

我们首先要知道，乳腺结节就是乳腺里面一块组织检查出来和周围组织性质不一样。这个结节可以是囊肿、纤维组织、炎性组织或者是增生的乳腺小叶，当然还可能是其他性质的组织，造成结节发生的原因也很多，如压力、紧张等精神因素，内分泌因素，饮食不节等。

其次是要知道结节有"好坏"之分，通俗讲就是有良性和恶性之分。一般年龄偏小者，良性病变可能性较高，年龄偏大者，相对恶性可能性较大。没有母系亲属乳腺癌家族史者，良性病变可能性较高，反之，相对恶性病变可能性较高。结节多者良性可能性大，单发结节相对有恶性乳癌的可能。摸上去肿块结节呈圆形、椭圆形，边界清晰，光滑，质韧，活动度好，无压痛或有压痛，良性可能性大；肿块结节不规则性，边界不清，不光滑，质地坚硬，活动度小，无压痛，腋下淋巴结肿大明显，有乳腺癌可能。肿块结节生长速度较慢者，良性可能性大；肿块结节生长速度较快者，恶性概率较高。B超检查无辐射，特别是对乳腺囊肿诊断率达90%以上，可反复检查。钼靶摄片，是区分结节性质良性、恶性的金标准。

针对好坏不同的结节，自然是有不同的治疗手段。对于单纯乳腺良性结节患者，我们不建议立即采用手术治疗，因为手术治疗损伤面大，只是暂时解决问题，又容易复发，并且术后需要一段恢复期，可能会影响日常的生活和工作。可以选择药物治疗，中医通常以疏肝理气、活血化瘀为主，可以服用逍遥丸、乳癖消、乳宁颗粒等药物，需要服用一段时间。西医则多从调节激素方面治疗。

对于短期内迅速生长或质地变硬的乳腺肿块，应高度怀疑其癌变可能，必要时还是要进一步做活检或患乳单纯切除，一旦术中冰冻切片查到癌细胞，应进一步按乳腺癌处理。

总之，女性发现乳腺结节，不要过于紧张，积极调整心态，放松心情，调整作息，合理膳食，定期复查，要做到思想上放松，行动上重视。

32 如何预防乳腺结节

中国人讲要未雨绸缪，中医讲要"未病先防"，如果能避免疾病的发生是最好不过的。

根据乳腺结节产生的原因，我们可以有意识地从以下方面着手加以预防 ————————

（1）多吃粗粮：在日常膳食中适当地多吃些粗粮，其中的 B 族维生素、膳食纤维等都有益健康。其中以大豆类、玉米、食用菌类、海藻类、大蒜、西红柿和浆果类水果等作用最为显著。另外高盐的食物易使乳房胀大，月经来潮前的 7 ～ 10 天尤应避免这类食物。

（2）避免饮酒：酒精可刺激催乳素的分泌，而催乳素又与乳腺结节、乳腺癌的发生有关。因此，女性，尤其是绝经前后的女性，应戒酒或少饮酒。

（3）学会减压：女性最少要有一项爱好，比如游泳、打球、刺绣、瑜伽、慢太极等。另外，女性要有三两个闺密，心情压抑时，有倾诉对象。

（4）生育别太晚：女性经历怀孕、分娩、哺乳等过程，可使乳腺上皮趋于成熟，同时产生大量孕激素，对保护乳房健康有益。

（5）定期检查：检查方法可以选择 B 超、钼靶 X 射线、磁共振等。其中，钼靶 X 射线适合 40 岁以上女性每年检查一次，B 超适合 40 岁以下女性做检查。

健康的生活方式、合理的饮食结构、良好的心态，对于一切疾病都是有预防作用的。

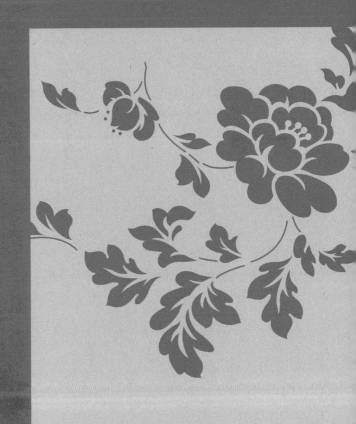

卵巢相关

卵巢位于女性人体盆腔内，肚脐的下方四横指的小腹两侧。卵巢为一对扁椭圆形的性腺，位于子宫两侧，左右各一，灰白色，质较韧硬。成年女性卵巢约 4 厘米 ×3 厘米 ×1 厘米大小，重 5 ～ 6 克，表面凸隆。幼女卵巢表面平滑，性成熟后，由于卵泡的膨大和排卵后结瘢，致使其表面往往凹凸不平。卵巢的大小和形状，也因年龄不同而异。在同一人，左右卵巢并不一致，一般左侧大于右侧。35 ～ 45岁卵巢开始逐渐缩小，到绝经期以后，卵巢可逐渐缩小到原体积的 1/2。通常成人卵巢的大小，相当于本人拇指指头大小。由于卵巢屡次排卵，卵泡破裂萎缩，由结缔组织代替，故其实质逐渐变硬。绝经后卵巢变小变硬，阴道检查不易触到。

卵巢的主要功能有两项：一是产生卵子并排卵的生殖功能，二是产生性激素的内分泌功能。卵巢合成及分泌的性激素均为甾体激素，主要有雌激素、孕激素和少量雄激素。

卵巢对于女性的重要性众所周知，预防卵巢相关疾病、保护卵巢功能也是所有女性的共同心声。

多囊卵巢综合征

多囊卵巢综合征（PCOS）是以稀发排卵或无排卵、高雄激素或胰岛素抵抗、多囊卵巢为特征的内分泌紊乱的症候群，也是妇科常见病。近年来研究发现，此病临床特征是雄激素过多和持续无排卵。本病的发生原因尚未完全明了，目前认为多囊卵巢综合征病因可能与高雄激素血症和胰岛素抵抗有关。

中医文献中无"多囊卵巢综合征"的病名记载。根据其临床表现可归属中医学的"闭经""月经后期""癥瘕""不孕"等范畴。

33. 为什么会得多囊卵巢综合征

首先，我们先来了解一下多囊卵巢综合征。

多囊卵巢综合征是目前妇科最常见的疾病之一，育龄期女性发病率达 5%～10%，按照 2010 年人口统计结果，我国有育龄期女性 3.8 亿，因此患有多囊卵巢综合征的女性可达到 1900 万～ 3800 万。所以，被诊断为多囊卵巢综合征的女性，先不要紧张，这是一个非常常见的疾病。

其次，我们来看看多囊卵巢综合征有哪些表现。

多囊卵巢综合征临床表现较为复杂，有些女性有月经失调，比如闭经、月经淋漓不尽，还有不孕、多毛、痤疮等症状。也有一部分女性，可能并没有什么症状，只是在例行体检时发现 B 超提示卵巢呈多囊样改变。如果一个青春期女性，出现月经失调，比如 3 个月不来月经，或者月经一来就好多天不能停止，脸上一脸痘痘，脖子皮肤纹路黑黑的，这时候确实要想到会不会是多囊卵巢综合征了。

一般去医院就诊时，医生会给你开具性激素检测、胰岛素检测和超声检测。如果提示高雄激素血症或胰岛素抵抗，结合月经失调的表现，排除肾上腺来源的高雄激素血症后，就可以诊断多囊卵巢综合征了。

多囊卵巢综合征是怎么发生的呢？事实上，医生们为了研究多囊卵巢综合征这个疾病的发病原因，也是操碎了心，虽然还是有很多争议，但是医生们和科学家们发现一些现象。

（1）多囊卵巢综合征发病具有家族高度聚集性，患者母亲是多囊卵巢综合征的话，她的女儿也是多囊卵巢综合征的高发人群；另外如果父亲有早秃、高血压、糖尿病和肥胖等家族史，这样的女性也更易患多囊卵巢综合征。简单来说，这是一个可以遗传的疾病。因此，如果妈妈有点胖胖的，月经也经常不准，容易长痘或者多毛，女儿们就要注意一下啦，可能就是多囊卵巢综合征的易感人群。

（2）多囊卵巢综合征的发病可能与胎儿环境有关。医生们和科学家们通过动物实验发现如果母亲在妊娠期雄激素水平高，可能干扰胎儿神经内分泌系统的发育，影响肾上腺的发育，导致胎儿出生后，分泌过多的雄激素和黄体生成素，成年后出现多囊卵巢综合征的各种表现。

（3）多囊卵巢综合征的发病与青春期环境有关。现在社会的各种环境污染、不良的生活作息、混乱饮食结构导致的营养过剩均对多囊卵巢综合征的发生、发展起着诱发作用。例如长期熬夜可能导致内分泌紊乱，垂体分泌的黄体生成素增加，导致卵巢产生更多的雄激素，而过多的雄激素又进一步导致卵巢排卵障碍，从而出现月经失调、不孕等多囊卵巢综合征的典型表现。又例如长期不健康的饮食结构可以导致肥胖，腹部脂肪堆积，加重胰岛素抵抗，而胰岛素抵抗和分泌过多的胰岛素会和高黄体生成素一起协同作用，进一步引起卵巢分泌更多的雄激素，诱发多囊卵巢综合征。

所以，你如果有遗传基因易感性，母亲妊娠时有高雄激素环境，还有不良的生活饮食习惯，这些都会诱发多囊卵巢综合征的发生。

34 少女患多囊卵巢综合征是否需要治疗

多囊卵巢综合征（PCOS）是一种以月经失调（月经稀发甚或闭经）、不孕、多毛、痤疮、肥胖、黑棘皮症为主要表现的异质性内分泌紊乱性疾病。

当青春期女性出现 PCOS 相关症状如月经改变、肥胖、多毛、痤疮等情况时需及时就诊，密切随访，追踪体重、月经周期、内分泌代谢等情况，以取得早期诊断和干预。

超重患者（BMI ≥ 23）争取早期干预，有效控制内分泌代谢紊乱，改善患者成年后的生育力。

中药可从多途径、多靶点（下丘脑 – 垂体 – 卵巢轴）调节机体生殖内分泌功能，并非直接给予相关性激素，这是中药治疗 PCOS、改善月经和促排卵以及增加宫腔血流量的优势。

蔡氏妇科按月经分期治疗，具体如下 ————————

（1）行经期：在月经初期应疏肝理气，补肾调经。

（2）卵泡期：历时约10天，选用滋阴补肾中药。由于卵泡生长，分泌的雌激素越来越多，使血液中雌激素水平逐渐升高，从而对子宫内膜产生修复作用。随着内膜逐渐生长增厚，子宫腺体也随之生长。

（3）排卵期：以促排卵中药为主，激发卵巢分泌雌激素的功能。

（4）黄体期：月经周期第15～28天，历时14天左右。成熟的卵泡排卵后生成黄体，黄体所分泌的孕激素作用于子宫内膜，促使子宫内膜增生、分泌。此期用温补肾阳、活血祛瘀中药，促进月经来潮。

中药具有副作用小、近期及远期疗效均较好等优势。所以，少女患多囊卵巢综合征，是有必要吃中药调理的。

35 多囊卵巢综合征会影响怀孕吗

多囊卵巢综合征是育龄期女性最常见的生殖内分泌疾病，大约十个育龄期女性中存在一个多囊卵巢综合征患者。多囊卵巢综合征表现为月经不规律，性激素检查提示雄激素偏高，卵泡刺激素 / 促黄体生成素比例失调，B 超检查可发现双侧卵巢卵泡多于 12 个的小卵泡，类似多囊，被称为多囊样卵巢。因为整个下丘脑 – 垂体 – 卵巢轴出现紊乱状态，卵泡无法周期性长大、排卵，导致不容易怀孕。多囊卵巢综合征患者除不孕以外，大部分伴有代谢异常，可以表现为肥胖，可能会出现胰岛素抵抗或糖耐量异常。因此，此类女性想改善妊娠结局，首先要从自身做起，肥胖患者需要减肥，代谢异常患者需要通过饮食或药物控制，改善内分泌状态来帮助怀孕。

黄素英说：多囊卵巢综合征导致不孕的概率非常高，有些患者还不知道自己患有多囊卵巢综合征，只是因为不孕来就诊，其症状是月经后期，经行量少。结果在观察基础体温后发现她基础体温单相，即根本没有排卵，同时通过血清性激素检查发现雄激素增高，腹部 B 超检查显示双侧卵巢呈多囊表现。所以当夫妇停止避孕一年而未怀孕时，要及时就医，及时发现不孕原因，及时治疗。

36 减肥有助于多囊卵巢综合征患者恢复正常月经吗

近年来，多囊卵巢综合征的发病率呈上升趋势，而最常见的伴随症状就是肥胖。就诊过程中，医生也大多会要求患者控制体重。那么多囊患者减肥后月经能正常吗?

月经不是子宫出点血这么简单的问题，它是人体内分泌的一种功能表现，它涉及“下丘脑－垂体－卵巢－子宫”神经内分泌功能的调和，任何一个环节出了问题都会导致月经失调。减肥影响的主要环节是下丘脑－垂体，进而影响卵巢的排卵。

大部分女性得了多囊卵巢综合征，通常伴随有肥胖和月经紊乱、停经等症状，多数患者在控制体重减肥后，不适症状能有明显的改善，月经可恢复正常。减肥前之所以出现月经紊乱，是由于多囊卵巢综合征的患者不能规律排卵，排卵是月经来潮的前提，若不能规律排卵就不能规律来月经。体重增加时，体内的雄激素水平会持续上升，体重下降后，雄激素水平下降到正常水平，就能正常来月经。因此，若减肥后能够正常来月经，则说明恢复了规律排卵，是多囊卵巢综合征好转的一种体现。但不排除少部分人减肥后，激素水平仍然无法控制，中途有必要联合能调节激素的药物调理。如因该病无法正常排卵，建议联合能促排卵的药物治疗，激素水平恢复正常后，受孕率会增加。

多囊患者减肥有助于恢复正常月经，但需要注意减肥的方式。在减肥的时候一定要选择科学正确的方法，比如运动减肥，合理搭配饮食。千万不要选择过度节食的方式减肥，否则适得其反。

37. 你的痘痘是青春痘吗

青春期的女孩受激素水平影响，可能会出现脸上长痘痘的情况，但如果出现面部痤疮明显、身上毛发增多，并伴有月经失调的状况，要警惕是否患有多囊卵巢综合征，建议去医院做一下相关激素水平的检查，早干预早治疗。

黄素英说：多囊卵巢综合征是一种以雄激素水平增高，持续性无排卵为特征的生殖内分泌疾病。临床表现为：月经失调，闭经、月经稀发、功能失调性子宫出血；不孕，高雄激素相关临床表现如多毛、痤

疮、女性型脱发；卵巢多囊样改变。内分泌激素测
定：血清 LH（黄体生成素）与 FSH（卵泡刺激素）
比值与浓度均异常，LH/FSH ≥ 2.5 ～ 3，无排卵期
LH 峰。睾酮升高。B 超：卵巢增大，一侧或两侧卵
巢有多于 10 个囊性卵泡，直径 2 ～ 9 毫米，无优势
卵泡。

卵巢早衰

卵巢早衰（POF），是指已建立规律月经的女性，在 40
岁以前，由于卵巢功能衰退而出现持续性闭经和性器官萎缩，
常有促性腺激素水平的上升和雌激素的下降，其临床表现为
闭经、少经，伴有不同程度的潮热多汗、心烦、失眠、阴道
干涩、性欲下降等绝经前后症状，使患者未老先衰，给其身
心健康和夫妻生活带来极大的痛苦。据统计，本病发病率在
一般人群中占 1% ～ 3%，近年来有上升趋势。

卵巢早衰是一种病因复杂的妇科内分泌疾病，指卵巢对正常的促性腺激素不能做出正常反应，出现了体内促性腺激素水平很高，而卵巢产生的雌激素水平很低的现象。卵巢早衰的原因较为复杂且无定论，可能与精神压力过大、遗传、性腺感染、自身免疫性疾病、性染色体异常、药物毒性作用以及孕育过频、过多有关。

中医并无"卵巢早衰"之病名，但其相似症状散见于月经过少、月经后期、闭经、血枯、年未老经水断、不孕等病。中医认为本病本质是气血亏虚，以精血虚衰为主，导致形体与功能早衰。

38 中医如何助力卵巢储备功能下降者孕育二胎

卵巢储备功能下降的主要临床表现有月经稀发、量少，甚至闭经，会影响孕育胎儿，但如果及时干预治疗，部分患者也可以生育一个健康宝宝。中医并无卵巢储备功能下降这个病名，根据其临床表现，可归为"月经过少""闭经"等，中医认为，肾虚为其根本，多以补肾培元为主要治则，通过中药口服治疗，调整自身体质，进而改变卵巢功能。现代研究也表明，针灸治疗可改变卵巢组织微环境，促进卵泡发育和排卵，提高卵子质量，因此推荐如果是有卵巢功能储备下降且有生育需求的患者，可以考虑尝试口服中药联合针灸治疗。

黄素英说：我们认为卵巢储备功能下降，或卵巢早衰主要与肾虚有关。肾气不足、肾精亏耗是本病发病的基础。而中医药具有整体调控、多系统、多靶点的特点。能恢复肾–天癸–冲任–胞宫生殖轴的功能，激发人体重建阴阳平衡。实验研究表明：中药菟丝子、巴戟天、肉苁蓉、熟地黄、仙茅、淫羊藿等能使人鼠腺垂体、卵巢、子宫重量明显增加；卵巢 HCG/LH 受体特异性结合力明显增加。有报道称：仙茅能提高垂体对 LRH 的反映性及卵巢对 LH 的反映性；淫羊藿、巴戟天、仙茅对性腺功能有双向调节作用；丹参能提高 E_2 含量等；鹿茸有性激素样作用，可以促进性腺功能的恢复和活跃，还有促进人淋巴细胞转化的作用；骨碎补和淫羊藿对大鼠骨质疏松有不同程度的防治作用。

所以说补肾中药有激素样作用：能提高卵巢对促性腺激素的反应性和卵巢中性激素受体的含量，从而改善生殖轴功能，促进卵泡、子宫发育，使子宫、卵巢重量增加。双向的免疫调节作用：既有增强免疫作用者，又有抑制免疫者。能促使血清抗卵巢抗体（AOA）转阴，并降低 T 淋巴细胞免疫活性。可使卵巢早衰患者血清铁（Fe）、硒（Se）、锌（Zn）水平明显升高，从而促进卵巢功能恢复。

39. 月经量少就预示卵巢早衰了吗

临床上会有很多患者因为月经量少而担心自己卵巢早衰来就诊，那么月经量少一定是卵巢早衰吗？

答案是不一定。

因为导致月经量少的原因有很多。

（1）节食减肥：女性月经与体内脂肪含量关系密切，有些女性因为节食而导致体重短时间快速下降，脂肪减少，从而导致月经量减少甚至闭经。

（2）子宫因素：比如有些女性多次行人工流产术，刮宫过深或宫腔手术感染，子宫内膜炎或者子宫内膜结核，损伤子宫内膜的基层或导致宫腔的粘连，也会造成月经量少。

（3）卵巢因素：主要是卵巢功能早衰，或者单纯性性腺发育不全。

（4）下丘脑、垂体功能低下：多由于精神因素、遗传或环境因素影响，也可因为全身性或者长期服用避孕药等引起。

因此，月经量少不一定都是卵巢早衰，需要开展相关检查，比如月经来的第 2～3 天测性激素六项，月经干净后做子宫附件 B 超、宫腔镜检查等，根据相关结果综合判断月经量少的原因以及治疗方法。对于卵巢早衰的患者，蔡氏妇科采用周期调治的方法，帮助患者延缓卵巢早衰的趋势。

40 如何预防卵巢早衰

卵巢早衰（POF）是指女性在初潮以后到 40 岁以前，由于卵巢功能减退而引起月经失调、性欲减退、性功能减低、不孕、更年期综合征等一系列症状的疾病。其实，卵巢早衰是可以避免的，可以采取以下一些措施。

（1）调畅情志：《万氏妇人科》云："忧愁思虑，恼怒怨恨，气郁血滞，而经不行。"现代社会女性工作、家庭事务繁重，容易情志不畅，肝失疏泄，导致气机郁结，郁久化火，暗耗气血。肝肾同源，肾阴亏虚，水不涵木，两者互为因果，渐致卵巢早衰。现代研究显示，长期在抑郁、焦虑等不良情绪困扰和刺激下，中枢神经系统与下丘脑-垂体-卵巢轴功能失调，导致卵泡刺激素和黄体生成素异常分泌、排卵功能障碍、闭经，严重者引发卵巢早衰。因此，女性在日常生活中如果能够保持健康良好的心理状态，对卵巢早衰疾病的预防、治疗及预后都能起到积极的作用。

（2）科学合理减肥：临床上对卵巢早衰患者详细问诊，发现有部分是因为过度减肥导致。减肥致体内脂肪含量过低时就会影响体内雌激素的水平，雌激素减少又会引起月经紊乱，甚至出现闭经，而非正常闭经又会抑制卵巢的排卵功能，容易造成卵巢功能早衰。

（3）保证充足睡眠：经常熬夜会导致身体抵抗力下降，内分泌失调，出现月经失调、卵巢早衰等现象。西医学认为有些和生殖相关的激素只在晚上10点到早上6点之间分泌。中医讲究睡"子午觉",因此我们一般建议患者每天 10 点,最晚 11 点之前一定要上床睡觉,中午有条件尽量适当午睡。

（4）适当运动：现在越来越多的女性在办公室开展工作,长期久坐,缺乏运动。长时间坐着不活动,会影响卵巢、子宫的血液循环,从而阻碍卵巢的营养供给,久而久之,会影响卵巢的正常功能,因此,久坐后,一定要适当运动,促进血液循环。

（5）均衡饮食：女性饮食一定要营养均衡,荤素搭配,新鲜绿叶蔬菜是人类所需的维生素、矿物质和纤维素的重要来源之一,富含木质素（植物源性雌激素）而具有抗卵巢早衰的作用。另外摄入蛋白质、脂肪及糖类应适量,避免过多高脂肪、高胆固醇、高盐饮食,因其易导致卵巢动脉硬化,使卵巢萎缩变性,高盐饮食影响体液代谢。同时女性可以适当多食用豆制品,豆制品富含蛋白质和大豆异黄酮等植物源性雌激素,有抗卵巢衰老的作用。

（6）避免流产：性生活要做好防护措施,尽量避免人工流产。因为妊娠时体内的雌激素、孕激素水平升高,人工流产终止妊娠会导致体内雌激素、孕激素水平急剧下降,造成下丘脑－垂体－卵巢轴功能调节紊乱,如果反复多次人工流产，机体内分泌系统会受到反复多次的影响，使女性卵巢功能逐渐减退，从而诱发卵巢早衰。

41. 卵巢早衰如何吃才有益

卵巢是女性重要的生殖器官，可以促进女性第二性征的发育，维持女性青春貌美的体态，并直接影响女性的生殖能力。一般女性到了40岁左右，卵巢功能会逐渐衰退。到了50岁左右，女性会绝经。而卵巢早衰是指妇女在40岁以前因某种原因出现持续性闭经，伴有低雌激素、高促性腺激素水平的一种疾病。其临床症状：潮热汗出、焦虑烦躁、性欲低下等。近年来，卵巢早衰的发病率呈上升趋势。

中医认为卵巢早衰的发生与肾虚密切相关，治疗总的原则在于补肾。卵巢早衰的患者可以适当多吃些滋补肝肾的食物，如桂圆、桑椹、黑木耳、乌骨鸡、鹌鹑、墨鱼、海参等；可以多吃些高钙食物如虾米、海带、牛奶、豆制品等；也可以多吃些富含维生素 C 和维生素 E 的瓜果，如蓝莓、猕猴桃、樱桃、柑橘、西红柿等，不仅能增强免疫力，更能平衡人体内的激素水平。同时也要限制刺激性食物的摄入，如浓茶、咖啡、碳酸饮料、酒类、辣椒等。

42. 卵巢功能衰退的中医治疗周期是多久

卵巢功能早衰是指 40 周岁以下的女性因卵巢储备功能差而导致雌激素分泌不足，从而出现卵泡长不大、排卵不正常、月经稀少甚者闭经等情况，是女性月经病与不孕症的常见原因。卵巢早衰是目前妇科临床常见病，且有发病年龄越来越小、发病率越来越高的趋势。本病临床表现为月经不规律，并伴有不同程度的低雌激素症状，如潮热多汗、烦躁失眠、面部潮红、性欲低下等。卵巢功能衰退影响的不仅仅是生育能力，更为严峻的是造成持久而广泛的全身系统影响、代谢的改变，可能会有骨质疏松症、心血管疾病、老年痴呆的发生。

遗憾的是，目前尚无有效的方法来恢复卵巢功能。西医一般是利用激素补充治疗来弥补卵巢功能，可以一定程度缓解低雌激素症状，对心血管疾病和骨质疏松起到预防作用，中医通过辨证论治也可以改善卵巢功能，有效治疗各种全身症状。如果是青春期卵巢功能不全，会导致发育迟缓和第二性征发育不良，一般通过雌激素补充治疗，以利于青春期发育。有生育要求的育龄期妇女卵巢功能不全，自然妊娠率很低，大多数患者仍需要辅助生殖技术进行助孕，最好采取中西医结合治疗，改良卵巢功能。无生育要求患者卵巢功能不全，一般通过合理补充雌激素来减少骨质疏松、血栓形成的发生率，但雌激素的补充需预防子宫内膜癌的发生，通过中医治疗可以有效改善全身症状，改善卵巢功能，所以可以选择中西医结合治疗。

中医治疗卵巢功能衰退，以整体观念和辨证论治为特色，针对肝肾亏虚、气滞痰凝、冲任失调等病机，抓住阴阳平衡、调补冲任的原则，除增强卵巢功能外，还可调节全身机能，从多层面、多环节、多部位发挥作用。中医治疗期间，基于患者卵巢受损程度及病因、个人体质、遗传因素、外在环境等方面的不同，所花费时间差别很大，短至 3 个月，长的甚至好几年，所以患者要有一定的心理准备。

黄素英说：西医认为卵巢早衰是不可逆的，中医通过辨证施治，调补肝肾能使卵巢功能得到一定程度的改善，有些甚至通过治疗能受孕成功。具体治疗周期还是因人而异。

43 卵巢早衰防重于治

卵巢早衰逆转是临床诊疗中的难点，中医崇尚治未病，"未病先防"就是第一步。所以对于卵巢早衰应防重于治。预防是首要的，也是最为重要的。

首先，一定要尝试并放松心态，缓解心理压力。中医认为，"女子以肝为先天"。女性因为承受工作、生活等压力，经常会出现肝气郁结状况，如脾气暴躁、心烦易怒等，这种情况非常不益于卵巢的健康，临床中来就诊的患者情绪紧张焦虑的不在少数，因此，保持心情愉快非常重要。

其次，要倡导良好的生活方式。避免卵巢功能早衰要从生活方式上提早预防，尤其是保持良好的睡眠习惯，这是保持卵巢功能健康的基础，晚上尽量保证在11时前就上床睡觉。门诊很多卵巢早衰患者，大多在凌晨 1 ～ 2 点才睡觉，甚至经常熬通宵，这就是卵巢功能衰退的主要原因。

另外，要保持锻炼身体的良好习惯，但需注意不要做超负荷的运动或体力劳动。还要尽量避免久坐，过食辛辣，吸烟、被动吸烟以及过量饮酒。

还要强调一点，不要使用劣质染发剂和美容化妆品，这些用品含有某些有毒化学物质，可能通过皮肤黏膜被人体吸

收。也不要轻信某些商家所谓的"私密养护""卵巢保养"等
唬人的说法，以免人为造成女性卵巢功能的损伤。

在性生活方面，要保持卫生、有度的性生活，避免不洁
性生活，否则容易导致泌尿系炎症。也应避免过度的性生活，
否则易导致肾精不足，损害卵巢健康。

平时的饮食上，注重均衡饮食，挑食、节食与过度减肥
都易造成营养不良，进而影响卵巢功能。日常应多喝牛奶、
豆浆，多吃鱼、虾、瘦肉等高蛋白食物，多食新鲜蔬菜。

中医强调未病先防，及时阻断卵巢功能早衰病势，日常
要重视月经的改变，如出现月经量少、周期改变等症状，应
及时就医检查。定期检查，正确用药。已经出现卵巢功能早
衰并采用中医或激素替代疗法的患者，要在医生指导下定期
监测激素水平。注意不要自行服用激素类药物，以免导致卵
巢过度刺激，产生副作用。绝经前期容易出现缺钙和骨质疏
松，此时应适当补充钙剂，还可同时适量补充维生素 C 和维
生素 E。

黄素英说：如何保养卵巢，让卵巢不要衰老得那
么快？答案是养成良好的生活习惯：如保证充足的睡

眠、饮食生活规律、积极锻炼身体；避免过度接触物理或化学因素，如农药、杀虫剂等；避免一些感染性疾病和免疫性疾病的发生，如盆腔炎、类风湿关节炎、腮腺炎；早生育、坚持人工哺乳；少做卵巢手术、人流术；多吃牛奶、豆浆、乌鸡、鸽子、红枣等；不吸烟、不吸二手烟；保持愉悦的心情、良好的心态。

卵巢早衰有很大一部分是医源性因素导致的。如化疗、多次的卵巢手术、长期吃激素等。因此我们应该减少不必要的手术，应在医生指导下服用药物。

44 卵巢功能下降适合吃膏方吗

按照西医学的理论，卵巢功能正常与否对女性的生殖健康有至关重要的作用。近年来，随着社会、生活环境、工作压力等多方面因素的改变，卵巢储备功能下降的发病率有逐渐增加的趋势。一般女性从 35 岁起，卵巢功能开始逐渐衰退。而有些女性因为种种原因，在不到 35 岁时已经出现了月经量明显减少、月经后期、闭经、不孕等各种表现或不到40岁时已经出现了闭经并伴有潮热汗出、情绪改变等围绝经期症状，这时应该及时到医院进行性激素、B超等相关检查，以明确诊断。

膏方是一种将中药饮片反复煎煮去渣取汁，经蒸发浓缩后加收膏药等制成的膏状的中药制剂。膏方是中医在冬季调理的一种重要方法，也是中医独特的调补方式。膏方既能补益，又可治疗疾病，在江南地区广受欢迎。比如在上海，服用膏方已成为秋冬滋补养生、防病治病的重要方式。目前膏方已广泛应用于内、外、妇、儿等临床各科，患有一种或多种慢性疾病须长期服药者，或年老体弱而要求防病抗衰老者，均可服用膏方。妇科的慢性、虚弱性病症较多，膏方治疗有良好的临床疗效和广阔的应用前景。

卵巢功能下降的治疗时间一般较久，平时在临床上我常运用健脾补肾法、周期调治法等中医药辨证治疗。若临近冬季，也常常运用膏方加以辨证治疗。膏方补益力量较强，且口味较好，对补益气血、补肾健脾有良好的作用，许多患者服用膏方后来诉，症状改善较为明显。

卵巢囊肿

卵巢囊肿属广义上卵巢肿瘤的一种，是妇科常见病，各种年龄均可患病，但以 20～50 岁最多见。良性卵巢肿瘤占卵巢肿瘤的 75％，多数呈囊性、表面光滑、境界清楚、可活动。其常见类型有浆液性囊腺瘤，约占卵巢良性肿瘤的25％，常见于 30～40 岁患者；黏液性囊腺瘤，占卵巢肿瘤的 15％～25％，最常见于 30～50 岁；成熟畸胎瘤，又称囊性畸胎瘤或皮样囊肿，占卵巢肿瘤 10％～20％，占畸胎瘤的97％，大多发生在生育年龄。

卵巢囊肿的确切原因尚不完全清楚，目前认为可能与内分泌功能失调、促黄体素分泌不足、排卵功能受到破坏有关。卵巢囊肿发展缓慢，早期肿瘤较小，多无症状，腹部摸不到包块，往往在妇科检查时偶然发现。

体检发现卵巢囊肿怎么办

体检发现卵巢囊肿需要引起重视，但也不用太焦虑。常见的卵巢囊肿有生理性囊肿、卵巢巧克力囊肿、畸胎瘤等。

生理性囊肿一般有卵巢滤泡囊肿和卵巢黄体囊肿。如果第一次发现卵巢囊肿，而且 B 超提示囊性、边界清，不论大小，建议下次月经第 5 ～ 6 天复查，若是生理性囊肿可能明显变小或消失。如果囊肿持续存在，但在 5 厘米之内，建议3 ～ 6 个月复查 B 超和肿瘤指标。在随访过程中，若囊肿变大超过 5 厘米，或不论大小考虑有恶变可能，均建议手术；若出现腹痛，要及时就医，可能是卵巢囊肿蒂扭转、破裂等，要及时积极治疗。

卵巢巧克力囊肿是子宫内膜异位症的一种，因囊肿内的颜色呈巧克力色，所以称为卵巢巧克力囊肿。往往伴有痛经、月经失调、不孕等症状。一般没有特效药，可以使用口服中药或短效避孕药等治疗，"蔡氏化瘀散结周期调治法"治疗该病有一定的疗效，但不能通治所有的内异症，还须根据个体禀赋差异、受邪性质、病机转归、症状特点进行辨证治疗。一般囊肿大于 5 厘米，建议手术，但术后仍有复发可能，术后仍建议口服中药治疗。

卵巢畸胎瘤若小于 3 厘米而且肿瘤指标正常，建议随访；若畸胎瘤大于 3 厘米，即建议手术治疗。

需要注意的是，无论是哪种卵巢囊肿，均应避免剧烈运动，防止囊肿蒂扭转、破裂等情况发生。

46 蔡氏妇科治疗卵巢囊肿有什么特色

蔡氏妇科治疗卵巢囊肿的大法是：非经期化瘀消癥、利水消肿；月经期益气养血、化瘀调冲。常用桂枝茯苓丸、少腹逐瘀汤等加减化裁，并根据全身症状辨证论治、扶正祛邪。

给大家看一则蔡小荪教授诊治卵巢囊肿的病例，感受一下蔡氏妇科治疗特色。

某女，26 岁，未婚，18 岁癸水初潮，第二次经转即每行小腹疼痛，甚至昏厥，下块后即舒。1975 年右侧卵巢囊肿扭转，曾施手术。右少腹时感吊疼，又值经期，量少不畅，小腹剧痛又致昏仆，经前腰酸，脉弦细数，苔薄质红。蔡老认为属于瘀滞胞络，治当化瘀通经。正值经期，处方用当归、川芎、赤芍、制香附、川牛膝、制乳香、制没药、桂心、延胡索（酒炒）、五灵脂、生蒲黄（包）等，药后经痛显减。再次转经仍宗原法续服，第三次转经腹痛已缓解，之后的腰酸、右少腹吊痛也都消失不见，之后以八珍丸调理而愈。

蔡氏妇科擅长用生蒲黄治疗各类癥瘕积聚类妇科疾病。蒲黄具有活血化瘀、收敛止血之功。一般认为蒲黄生用性滑，行血消肿；炒黑性涩，功专止血。但蔡老尤推生蒲黄。从临床实践看，他认为生蒲黄止血作用胜于蒲黄炭。蔡氏妇科用药每喜精简，主张药量不必过大，唯蒲黄一药，用量灵活多变。少则 10 克，多则 60 克，常据病情轻重缓急而定。他指出，剂量轻重不同，则功效大殊。

如他曾治一中年妇女，42 岁，已婚，育一胎，流产 2 次，平素经期尚准，经量中偏多，色暗有块，临则少腹剧痛引及肛门。近月来痛剧如刀绞，伴有小便失禁。妇检子宫后壁有结节，B 超显示左卵巢囊肿 3.5 厘米 ×3.2 厘米 ×4 厘米，诊断为内膜异位症。脉细弦，苔薄质偏暗。证属瘀血内阻。治拟化瘀活血，解痉定痛。拟方包括生蒲黄、全蝎、延胡索、制没药、制香附、怀牛膝、五灵脂、淡吴茱萸、花蕊石等 4 帖，之后经行量中较畅，腹痛显减，肛门掣痛未作。如此经前预先调治半年而告痊愈。B 超复查示卵巢囊肿消失，结节亦除。

47 卵巢囊肿都需要治疗吗

卵巢囊肿以 30 ～ 50 岁女性最多见，但我们一定要首先学会区分到底是功能性囊肿还是其他类型的囊肿。如果是功能性囊肿一般不需要特别处理，而其他类型的囊肿是否需要手术，也要视情况而定哦。

功能性囊肿是常见的卵巢囊肿之一，也叫生理性囊肿，这类囊肿在生殖年龄的女性当中相当普遍，如果异常量的液体聚集在滤泡内或黄体内，就会形成滤泡囊肿或黄体囊肿，这种功能性囊肿有时会很大，但通常会在 3 个月内自行消失，不需特别治疗。

出血性囊肿，是年轻女性常见的妇科疾病之一，大部分的情况下出血性卵巢囊肿会复原，因此可以先行观察，不一定需要药物或手术治疗，如果出血性卵巢囊肿合并腹腔内出血，甚至大量出血造成了休克，此时就必须紧急手术治疗。

另外常见的是巧克力囊肿（子宫内膜异位症），这是因为子宫内膜异位症长在了卵巢内，在卵巢内形成大量黏稠咖啡色像巧克力状的液体，它会随着时间增加而变大，渐渐侵蚀正常的组织，造成卵巢组织不可逆的损害。经过评估其严重性后，可能需要手术治疗。

　　浆液性上皮囊肿及黏液性上皮囊肿，在观察 3 个月后，仍然存在的囊肿有可能是属于上皮卵巢囊肿，而非功能性囊肿，这种囊肿是不会自行消失的，必要时需要手术切除。

　　大家都听说过的畸胎瘤，多为良性，但恶性倾向随年龄增长而呈上升趋势，它会在卵巢内生成毛发、牙齿还有一些油脂类的聚集，畸胎瘤本身也不会自行消失，而且还有可能不断成长，另有 15% 概率会造成卵巢扭转，所以最好及早切除哦。

　　还有就是大家听之色变的卵巢癌，罹患卵巢癌的概率相当低，但因为位于盆腔内，不容易早期发现。卵巢的恶性肿瘤种类繁多，预后情形都不相同。一般来说，中老年女性较容易患上皮细胞癌；此种癌症复发概率较高，预后较差，发现后一定要及时治疗。

　　黄素英说：子宫肌瘤、卵巢囊肿、乳腺结节等都由于气滞血瘀，积而成癥。治疗原则为活血化瘀，软坚散结。临床上有些患者一身兼具数病，这是因为其体质所致，改变体质才是关键。

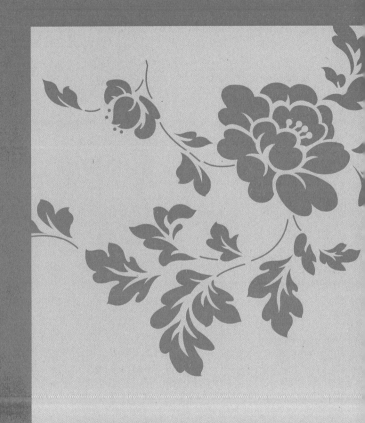

生育相关

肾气的盛衰，与生育密切相关。中医学认为肾是人体生命的根本，肾所藏之精，是构成人体的基本物质，肾精所化之气是机体功能活动的原动力。李中梓《医宗必读》云："肾为脏腑之本，十二经脉之根，呼吸三焦之源，而人资之以为始者也。"肾在整个生命活动中起着主导作用，决定了人的生长壮老全过程，肾对女性的影响，是主宰着"肾－冲任－天癸－胞宫"之间的平衡。这里所谓"天癸"者，是泛指与人体性腺发育有关的各种内分泌腺机能活动，由于这些内分泌腺机能的协调，才能冲任充盈，天癸至而不竭，而肾气盛衰就直接影响了这种天癸的生殖功能。"胞脉者系于肾""冲任之本在肾"，《傅青主女科》谓"经水出诸肾"，又说："妇人受妊，本乎肾气之旺也，肾旺是以摄精，然肾一受精而成孕⋯⋯"

在临床上必须抓住禀赋虚弱、肾气不足、冲任亏损、气血失调这一本质，结合其他病理因素，如因宿血积于胞中，瘀滞不能成孕；或因胞寒胞热不能摄精成孕；或因体盛痰多，脂膜壅塞胞中而不孕；或因肝郁气结，络道失于畅通而不孕等等，辨证分型。依靠西医学妇科检查所得的病理体征，按照女子月经期、卵泡成熟期、排卵期、黄体期的生理特点，采用辨病与辨证相结合，分期与分型相兼顾的治疗原则，可取得显著疗效。（摘自蔡小荪所著《中华名中医治病囊秘·蔡小荪卷》）

备孕

48 什么是基础体温

在门诊中，遇到不孕症患者，医生一般会问："你测过基础体温吗？如果想怀孕，先去测一下基础体温吧！"有些患者会说："医生，我测过了，体温正常。"

可见，很多人是不知道什么是基础体温的。

说到体温，大家都不陌生，不就是身体的温度嘛。但是您发现没有，体温在一天之中是有波动的，一般早晨低下午高。而且吃饭、运动、情绪激动等都可能改变体温。到底哪一个体温能够反映身体真实的状况呢？

基础体温（BBT）指的是身体在静息情况下的体温，它反映了身体的一种基础状况，通俗地说基础体温应该反映身体不受外界干扰的情况下的"真实"体温。一般在深度睡眠状态下的体温最接近。所以，医生要求女性在清晨醒来后，在没有任何身体移动的情况下去测量。我们蔡氏妇科在门诊都会叮嘱测量基础体温的患者：早上醒来，不要动，不要说话，也不要上厕所，第一件事就是量体温。睡前提前放好体温计在枕边。

49 测量基础体温有什么作用

大家知道了什么是基础体温，接下来就会问，测量基础体温有什么用呢？

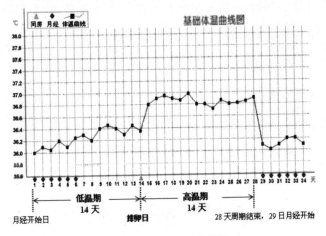

图 1　正常基础体温曲线图

基础体温能够反映患者排卵的情况。一般在排卵以前，基础体温较低；排卵后体温升高，可以较排卵前升高 $0.3 \sim 0.5℃$（即所谓的双相体温），并且维持到下次月经来潮之前。所以，通过测量基础体温我们可以知道：

（1）有排卵吗？如果基础体温是双相的（排卵前低、排卵后高），那么说明可能有排卵；如果是单相体温（整个月基础体温都是一个水平），说明很可能没有排卵。但是也有特殊情况，专业上叫未破裂卵泡黄素化综合征，指卵泡能发育成熟，但是不破裂，这是卵细胞未排出的排卵障碍性疾病。

（2）排卵后黄体的功能正常吗？排卵后卵巢会形成一个叫作"黄体"的组织，黄体的功能是分泌孕激素。孕激素是调节月经、保证正常怀孕的重要激素。如果黄体功能不好，那么孕激素就会出问题。基础体温上升的幅度和维持的时间可以间接反映黄体的功能好与不好，但不能作为黄体功能不全的诊断依据。

（3）怀孕了吗？如果基础体温升高后持续不下降（一般认为高温期天数大于 16 天），并且月经也不来，那么说明很可能是怀上啦（如图 2）。

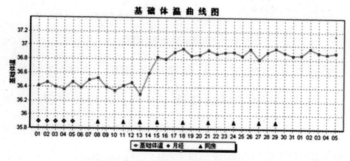

图 2　怀孕基础体温曲线图

可见，通过测量基础体温能反映很多问题，所以要认真执行医嘱。

50 高龄备孕的夫妇应该做哪些检查

在孕育一个新生命之前，父母的身心健康是决定宝宝未来先天禀赋、体质强弱十分重要的因素。尤其对于高龄夫妇来说，因为年龄因素的影响，一般会有气血亏虚、肝肾不足或肝气郁结、气滞血瘀等体质的偏颇。这时，通过中医治疗达到孕前体质的平衡健康，就更加有必要了。

年龄高于35岁以上就属于高龄产妇，这类女性分娩的话，会有很多高危因素存在，胎儿极有可能发生畸形，因而在备孕阶段就要做好万全准备，在判断自己属于何种体质前，首先要做血常规，判断是不是有贫血，有无潜在的感染。另外确认是否有高血压或甲状腺相关疾病，这些疾病都会增加怀孕风险，女性还要看肝脏功能是否正常。

高龄备孕女性更重要的还要做妇科相关的孕前检查，查看子宫、卵巢等状况。随着年龄增长，高龄女性卵巢功能会降低，排卵质量也会降低，怀孕过程中容易发生妊娠并发症，要排除影响受孕的各类妇科疾病因素，比如明确诊断的不孕症、复发性流产、卵巢早衰、盆腔炎、子宫内膜异位症、子宫肌瘤、多囊卵巢、输卵管、免疫、传染性疾病等问题。这些都需要通过药物进行治疗，通过中西医结合治疗可以大大提高临床疗效。

没有明显问题的备孕女性，可以对自己做个简单判断，看是否需要孕前的中医体质调整，尤其是那些过于肥胖或者是体质瘦弱、年龄偏大、工作压力大、经常焦虑失眠、有贫血症状、或伴有其他各类慢性病的女性，就要特别注意孕前的体质调理。

高龄备孕女性如果是处于一个亚健康状态，也完全可以通过中医中药综合诊疗和治未病服务，需要 3～5 个月的时间，来让自己达到一个身心和谐、气血充盈、阴阳平衡、五脏安和的一个相对理想的状态，就是中医所说的"阴平阳秘"。再配合合适的受孕时机，就可以提高受孕概率，减少怀孕后的各种不适症状，预防孕吐和早期流产，预防和缓解妊娠期水肿、高血压、糖尿病，为受孕后的顺利妊娠、分娩、生一个健康的宝宝和产后尽快恢复健康做好铺垫。

51 备孕时看看你是哪种体质

中国传统医学在几千年的发展过程中积累了丰富的养生保健

经验，在孕前保健方面具有独特优势。中医体质学说是指导中医临床诊断、辨证和治疗的重要理论之一，亦是中医理论以人为本、因人制宜的核心体现。

体质辨识即以人的体质为认知对象，从体质状态及不同体质分类的特性，把握其健康与疾病的整体要素与个体差异，制订防治原则，选择相应的治疗、预防、养生方法，从而进行"因人制宜"的干预。体质辨识也被广泛应用于妇产科领域。特别是将中医体质学说应用于女性孕前保健，弥补了当前孕前保健服务模式的不足。

现代医家将人的体质分为九种类型，根据女性的生理特点分为平和质、阳虚质、阴虚质、气虚质、气郁质、血瘀质、湿热质、痰湿质、特禀质九种。平和质为正常体质，其余为偏颇体质。偏颇体质人群有明显身体不适症状，但多西医生化指标正常，或未达到疾病诊断标准。

平和质表现：体重稳定，生活规律，月经正常。阳虚质主要表现：胖者多见，畏寒肢冷，经期延长、推后或闭经。阴虚质主要表现：形体多瘦小或瘦长，手足心热，经期偏短、月经先后无定期。气虚质主要表现：四肢倦怠无力，面色不华，易于感冒，经期延长、推后或闭经。气郁质主要表现：形体偏瘦，胸胁胀满，忧郁、敏感、性格内向，情绪波动大，经行不畅，月经周期长短不定。血瘀质主要表现：面色晦暗，易生色斑，月经后期或闭经。痰湿质主要表现：体型肥胖者多见，肢体沉重倦怠，身重不爽，经期延长、推后或闭经。湿热质主要表现：油性皮肤偏多，喜食肥甘厚味，舌红苔黄腻，月经先期、经色鲜红量多。特禀质主要表现为易过敏体质。

女性可以根据不同体质选择适合的养生方法，调整好体质，更好地为孕育做准备。

52 阳虚质育龄期女性可以艾灸吗

阳虚质是育龄女性最常见的一种体质，相对于其他偏颇体质，阳虚质可致宫寒不孕，在古籍中有明确论述。《圣济总录》云："妇人所以无子者，冲任不足，肾气虚寒故也。"另外，阳虚质也易造成女性在孕产期出现高风险并发症。因此，备孕女性在孕前辨识出阳虚体质，并及早进行精准调体，对降低孕产期并发症、提高优生优育比例有重要的现实意义。

阳虚质的育龄期女性总体特征：阳气不足，以畏寒怕冷、手足不温等虚寒表现为主要特征。形体特征：肌肉松软不实。常见表现：平素畏冷，手足不温，喜热饮食，精神不振，舌淡胖嫩，脉沉迟。心理特征：性格多沉静、内向。发病倾向：易患痰饮、肿胀、泄泻等病；感邪易从寒化。对外界环境适应能力：耐夏不耐冬；易感风、寒、湿邪。

针对阳虚质女性，可以采取以下中医综合干预方案 ——

（1）注重防寒保暖：注意保暖，尤其是足下、背部及下腹部丹田部位的防寒保暖。可做一些舒缓柔和的运动，如慢跑、打太极拳等。

（2）强调精神调适：要善于调节情绪，不宜急躁易怒，大悲大喜。

（3）提倡饮食调养：可多吃甘温益气的食物，比如牛羊狗肉、葱、姜、花椒、鳝鱼、韭菜、辣椒、胡椒等。少食生冷寒凉食物，如冰糕、黄瓜、藕、梨、西瓜等。还可以选择食疗药膳如当归生姜羊肉汤等。

（4）灸法治疗：临床上，阳虚质女性孕前阳虚证的治疗多从脾、肾入手，另任脉总任一身之阴经，调节阴经气血，具有调节月经、促进女子生殖以及妊养胎儿的作用。故阳虚质备孕女性可在卵泡期选择关元、中极、足三里等穴用艾条温和灸。频率以每次灸 15～20 分钟，隔日 1 次为宜。

53 蔡氏妇科对高龄备孕夫妇如何辨治

蔡氏妇科对高龄备孕夫妇的治疗强调夫妻同治，对女性主要以蔡氏妇科治疗不孕的周期疗法为大法，促使高龄女性正常受孕。蔡氏妇科认为，高龄女性禀赋虚弱，肾气不足、冲任亏损、气血失调是不易怀孕或孕后易堕的核心内因。生殖之精均源于肾，若肾精不足，肾气亏损，则肾所主的生殖功能会发生异常而无子。

调治高龄备孕女性从肾入手，率先调经，补肾填精治其本，周期用药恢复月经周期，再促排卵，健黄体。女子生理随着阴阳消长，气血盈亏而出现月经期、经后期、经间期、经前期的变化。治疗中将四期生理和妇科诸疾有机结合，促排卵，健黄体，倡导周期调治法，制订"育肾助孕周期调治法"。以测量基础体温作为辨别肾气充盈的参考指标，指出基础体温单相者临床上大多为无排卵者，尤以偏肾阳虚者为多。排卵期是肾中阴阳转化时期，此时温煦肾阳，兴旺命火，可提高雌激素水平，故用温肾助阳的药物，温暖子宫，驱除寒邪，益肾可促排卵，健黄体。

另外强调夫妻同治，受孕关系到夫妇双方生殖功能，必须双方进行检查，明确病因所在，不失治疗时机，进行针对性调治。人是一个有机整体，既有自然躯体，又有复杂的心理活动。心理和社会因素、情绪障碍，可直接影响内分泌及生殖功能。从治疗过程而言，夫妇同治，既重视了生殖功能的调节，又注意了心理社会因素的影响。在药物、开导、松弛、暗示等综合疗法下，让双方减少焦虑，稳定情绪，增强对疾病治疗的信心。

另外，强调交接合时。重视询问其行房时间，以妇女基础体温为依据，在非排卵期应避免同房，排卵期前后一周内行房 2～3 次。应注意有节制，倘若求子心切，频于房事，则扰乱子宫，伤精耗液，不适时机，导致不孕。节制性欲，适时种子，精气充盈，略予助阳，星星之火，即可燎原。

黄素英说：蔡氏妇科育肾调周法在治疗月经病、不孕症，帮助高龄备孕方面具有非常好的疗效。

54 高龄孕妇在孕 3 个月内注意事项有哪些

怀孕前 3 个月又称为妊娠早期，是怀孕的关键时期，这个时期也是孕期的高危时期，因此需要做好护理，要注意的事项非常多，发现怀孕后要按时进行孕检，穿舒适的鞋子和衣服，注意对体重的监测，饮食尽量多样化，多吃新鲜的蔬菜和水果，多吃一些补血的食物。

怀孕前3个月尽量不要有性生活，不宜过量进食，食物要多样化。不建议盲目进补，有些滋补品中都含有大量激素。孕期孕妇最容易贫血，要多吃一些补血的食物，如瘦肉、鱼类、动物肝脏、动物血制品等。戒烟戒酒，远离宠物。高龄孕妇一定要注意多休息，尤其是中午要小憩一会，确保晚上10点之前就休息。洗澡时间不要太长，以免由于身体变得虚弱导致头晕，甚至晕倒。

很多人怀孕后都有孕吐，孕吐的症状有轻有重，轻度的孕吐反应，不需特殊治疗，只要情绪稳定，适当休息，注意调节饮食即可。怀孕前3个月出现晨吐是正常现象，过了前3个月症状会明显改善。为避免呕吐，可以少吃多餐，不能因为呕吐而放弃进食，否则会影响到孕妇和胎儿的健康。为了增进孕妇的食欲，可以多吃杨梅、草莓等酸甜类的水果。高龄孕妇还可以适当用点食疗方，比如甘蔗姜丝粥、砂仁鲫鱼粥、橘皮大枣粥、陈皮鸡蛋汤、白糖米醋蛋、鲜芹菜根汤等，都有助于减轻孕吐反应。

怀孕前 3 个月尽量不要做体力活，弯腰、下蹲、探高取物、拎重物、剧烈运动等都尽量不要做，可以选择散步等适量的运动。要少吃热性的食物，如桂圆、杧果、羊肉等。怀孕前 3 个月要避免病毒性感染，怀孕之后孕妇的免疫能力大不如前，在流行病多发的季节，孕妇应减少外出，有利于防止病毒感染。炎热夏季，孕妇尽量选择在阴凉天外出，怀孕以后，孕妇身上散发的热量会比孕前多很多，所以也要预防中暑。

孕妇还要注意情绪的平和稳定，家人给予更多的关爱和理解，多多陪伴，这些都能有效缓解孕妇的焦虑不适等症状。

55 输卵管造影显示双侧通而不畅，是不是很难怀孕了

子宫输卵管造影检查是一种常用的妇科检查手段，很多不孕症的女性考虑输卵管因素的，往往会进行这项检查。输卵管造影是通过导管向子宫腔和输卵管注入造影剂，通过 X 线来透视和摄片，然后再根据造影剂在输卵管和盆腔内的显影情况分析输卵管的通畅程度、阻塞的部位和宫腔的形态。

部分患者经过输卵管造影检查，提示双侧输卵管通而不畅。若不加以治疗，这类患者怀孕较困难，宫外孕的概率也相对较大。蔡氏妇科在诊治时往往先嘱患者避孕，在此期间运用中药育肾通管治疗，待治疗一段时间后再嘱患者再行输卵管造影检查，若情况改善，达到试孕条件，就可以开始备孕。对一些输卵管阻塞程度较重的患者，常常运用输卵管通液术配合中药育肾通管的中西医结合方法治疗。

56 中药可以应用在输卵管阻塞治疗的哪些阶段

如果输卵管是通而不畅，阻塞的程度不严重，或有周围粘连，可以选择清热利湿、活血通络的中药汤剂口服，也可以通过中药灌肠，使药液通过肠道到达盆腔病灶，或者用腹部外敷等方法联合治疗，提高中药的治疗效果。

如果输卵管完全阻塞伴周围粘连，需借助宫腔镜做输卵管的通液手术或直接做宫腹腔镜联合手术下的输卵管的疏通和盆腔粘连分离的手术，术后再予中药口服或外用治疗，可有效防止输卵管再次阻塞，或延迟输卵管再次阻塞。所以输卵管阻塞的患者可以服用中药治疗。

57　中医药治疗输卵管不通的机理是什么

输卵管不通是造成女性不孕症的主要原因之一。主要由于炎症、先天性、人为手术所致。表现为输卵管通而不畅、闭塞不通、完全不通等不同程度。

中医认为输卵管不通常见有以下类型：①湿热瘀阻型，治宜清热利湿通络；②肝郁气滞型，治宜疏肝理气通络；③瘀阻胞脉型，治宜活血通络；④寒凝瘀阻型，治宜活血散寒通管；⑤阴虚夹瘀型，治宜滋阴活血通管。治疗此证，辨证是关键。

中医治疗输卵管堵塞具有清热解毒、利湿排毒、补气健脾等多种功效，能有效针对因炎症、扭曲、粘连而造成的输卵管堵塞，从而起到疏通作用。从根本上调治女性输卵管，有效防止粘连，疏通孕道，恢复女性生育能力。

58　试孕半年没怀，需要做哪些检查

根据世界卫生组织（WHO）推荐，育龄夫妇婚后同居，未采取避孕措施，性生活正常，一年以上未妊娠者，即为不

孕。现代人更追求优生优育，夫妇在 35 岁以下尝试怀孕半年未能成功，即应开始做相应的优生优育检查。比如常规妇科检查、白带常规检查、宫颈分泌物培养（支原体、衣原体、淋球菌培养）、宫颈筛查（TCT+HPV）、B 超检查（了解子宫、附件、盆腔有无炎症、占位等异常情况）、ABO 血型、优生四项（风疹病毒、巨细胞病毒、弓形虫病毒、疱疹病毒）和生殖免疫抗体检查（抗精子抗体 ASAB、抗子宫内膜抗体 EMAB、抗卵巢抗体 AOAB、抗心磷脂抗体 ACA、抗透明带抗体 AZPAB、抗核抗体 ANA 等）。月经失调，体形偏胖的患者再做内分泌检查（月经第 2～5 天）；有遗传性疾病的患者需要做染色体检查；等等。同时配合监测基础体温，观察有无排卵及排卵情况。

59 如何推算排卵期

推算排卵期的方法有多种，大概来说主要包括 B 超监测排卵、排卵试纸条检测法、月经周期推测法、基础体温测定法等。

通过月经周期推算排卵期：女性进入性成熟期后，卵巢在每个月经周期中，一般只有 1 个卵泡发育成熟并排出卵子。

排卵通常发生在两次月经中间。无论月经周期的时间长短，多数情况下是在预计下次月经来潮前的 14 天左右。排卵后，卵子进入输卵管壶腹部，在此与精子结合完成受精。

基础体温测定法：因为女性在排卵期，体内的激素水平达到峰值，基础体温会上升 0.3～0.5℃，体温上升前一日即为排卵日。

排卵试纸条检测法：排卵试纸条可自行购买，当排卵试纸条检测结果出现强阳时属于排卵期。

B 超监测排卵：需要到医院做 B 超检测，观察卵泡的发育大小，如果卵泡发育到 18～22 毫米，再做 B 超检查，发现卵泡消失，说明已经排卵，这个时期的前三天和后两天叫作排卵期。其中 B 超监测排卵准确率最高。

孕期保养

孕期保健的目的是保护孕妇和胎儿在妊娠期间能维持健康，直到妊娠足月时，能安全分娩出身体健康、智力发育良好、高质量的新生儿。孕期保健的内容需要注意的问题：早期发现孕妇、产前检查及孕妇管理、孕期卫生和宣教、孕妇用药问题、其他致畸因素、环境卫生、产前诊断与遗传咨询、孕期劳动保护等。

---

60. 孕期饮食禁忌有哪些

我国古代中医文献中，很早就有对妇人孕期饮食宜忌的记载，认识到了饮食养胎的重要性。中医注重"药食同源"，饮食宜忌与使用药物来防治疾病的原理相同，得当者为宜，失当为忌。得当的饮食摄取能使阴阳平衡，或促使已受干扰或破坏的阴阳双方恢复其平衡状态。

《万氏妇人科》提出"妇人受胎之后，最宜调饮食，淡滋味，避寒暑，常得清纯和平之气，以养其胎，则胎元完固，生子无疾"。

《格致余论》有云："儿之在胎，与母同体，得热则俱热，得寒则俱寒，病则俱病，安则俱安，母之饮食，尤当慎密。"

故女性在孕期应合理膳食，生活规律，起居有节，劳逸适度。应尽量避免食用或禁止食用一些对孕妇健康或胎儿生长发育有不利影响的食物。

孕期饮食禁忌分类

（1）活血类食物：活血类食物能活血通经、下血堕胎，故孕期应避免食用。如桃仁、山楂等。

（2）滑利类食物：易克伐孕妇的肾气，肾气受损，则使胎失所系，进而导致胎动不安，甚或滑胎，故孕期应避免食用或忌食。如薏苡仁、马齿苋、木耳等。

（3）大辛大热类食物：女性孕期机体处于阴血偏虚、阳气偏盛的状态，而大辛大热类食物不仅能助生胎热，令子多疾，并可导致孕妇助阳动火，旺盛血行，损伤胎元，甚则迫血堕胎，故孕期应避免或禁止食用。如桂圆、干姜、麻雀肉等。正如"产前一盆火，饮食不宜温；产后一块冰，寒物要当心"。

（4）酒类饮料：《景岳全书·妇人规》指出"盖胎种先天之气，极宜清楚，极宜充实，而酒性淫热，非惟乱性，亦且乱精。精为酒乱，则湿热其半，真精其半耳。精不充实，则胎元不固，精多湿热，则他日痘疹、惊风、脾败之类，率已受造于此矣。故凡欲择期布种者，必宜先有所慎，与其多饮，不如少饮；与其少饮，犹不如不饮"。

61 什么是生化妊娠

小林备孕有半年多了，一直没怀上，这次月经推后了 5 天，测了一下尿妊娠试纸，有一条浅浅的双杠，正高高兴兴打算过几天去医院做个检查确认，没想到晚上就来了"大姨妈"，而且姨妈量比平时多了点，这下小林有些慌了，赶紧去妇科门诊就诊。医生通过验血告诉小林，这次妊娠失败了，是一次生化妊娠。小林有点纳闷，一连串的问题冒了上来，怎么怀上了又掉了？生化妊娠是什么？要紧吗？要不要坐个小月子？

那什么是生化妊娠呢？生化妊娠是指发生在妊娠 5 周内的早期流产，血中可以检测到 HCG 升高，大于 25mIU/mL 或者尿妊娠试验阳性，但超声检查看不到孕囊，提示受精卵着床失败。之所以称为生化妊娠，是因为怀孕仅仅进行到只能通过生物化学方法检测到的阶段，还未达到能用 B 超检查出孕囊的阶段。

那为什么会发生生化妊娠呢？其实生化妊娠就是一次胚

胎着床过程的失败。说到这个，我们首先要了解什么是妊娠中的着床。着床就是活化的胚胎与处于接受状态的子宫蜕膜（妊娠后的子宫内膜）组织的一种相互作用，最终胚胎的滋养层与子宫蜕膜建立紧密的联系。就像我们种下一颗树种，那么种子就是我们的胚胎，土壤就是母亲的子宫蜕膜。而生化妊娠就是种子没有成功地在土壤中生根发芽，着床失败，妊娠也终止了。一般而言受精卵在受精后第 6～7 天开始着床，大约在第 9 天滋养层细胞分化为细胞滋养细胞和合体滋养细胞，开始分泌人绒毛膜促性腺激素（HCG），第 11～12 天完成。着床过程中不论是种子的质量（胚胎质量）还是土壤的厚薄（内膜容受性），或者土壤里有没有出现病虫害（免疫细胞紊乱、感染）问题等，都可能导致着床最终失败。

生化妊娠算流产吗？要不要紧？需要坐小月子吗？其实生化妊娠基本算不上什么流产。如果是胚胎停育之类的流产往往需要手术清宫或者药物流产，确实对女性的身体损害很大。但是生化妊娠是胚胎的着床失败，压根不会有孕囊产生，也不会有超声可见的胚胎组织，所以无需手术或药流。绝大部分女性就是月经推迟了几日，接着月经来潮，可能经量稍微大些，也不会引起腹痛等不适。因此发生生化妊娠不用太紧张，也无须坐小月子。

如果有生化妊娠史的备孕女性，首先，要尽量改掉一些不良的生活习惯，例如，熬夜、吸烟、高脂饮食等，增加一些适量的运动有助于备孕的成功。其次，如果反复出现生化妊娠，那就应去妇科就诊，发现问题及时处理解决。例如部分生化妊娠其实与输卵管炎密切相关，是输卵管生化妊娠，那我们就应该重视这一情况，防止未来发生严重的异位妊娠危及女性生命健康。最后，可以通过中医中药进行调理。中医学治疗不孕、滑胎等疾病源远流长。中医学认为"男精壮、女精强"，男女肾气充盛，胚胎才能发育良好。因此中医药调理男子精液质量和女性卵巢功能疗效卓越，高质量的精子和卵子是高质量胚胎之基础。有了高质量充满活力的胚胎，就像野草的种子，什么样的土壤都能生根发芽。同时中医学也擅长调理子宫内膜，容受性差的内膜就如同砂砾之地，种子着床困难，非常容易失败。中医学通过补肾、疏肝、活血等方法，有效改善子宫内膜的容受性，可明显提高胚胎着床的成功率。

因此，一次生化妊娠不用太过紧张，但是如果反复出现生化妊娠则应当重视起来，积极干预治疗，有利于早日备孕成功。

　　黄素英说：我曾治疗一位 5 年的不孕症患者，竟然是一位反复生化妊娠的患者。

　　2011 年 1 月 30 日，34 岁的孙某是第三次来就诊，同时被确诊为早孕。她是一位已婚 7 年，未避孕 5 年的原发不孕症患者，曾做人工授精 3 次未果。该患者多年来奔波于各大医院就诊，身心疲惫。经人介绍于 2010 年 12 月 29 日前来就诊。

　　初诊时经过仔细的望、闻、问、切四诊后，辨证为肝气郁结，肾气不足，络道受阻，下焦湿热。患者末次经期为 12 月 7 日，考虑经期将届，处以疏肝益肾通络之方药，7 剂。嘱咐患者月经干净后服。由于经净后期，此期胞宫气血由虚至盈，肾气渐复渐盛，阴生阳长，气血阴阳相对不足，是育肾、种子、消癥、通络的基础阶段，故以疏肝育肾填精，助阳通络的育肾通络方合逍遥散，以收疏通输卵管，促排卵之功。

　　2011 年 1 月 16 日二诊：月经于 1 月 4 日来潮。经行量少，3 日净，色鲜红，少血块，经前腹微痛，乳胀减。上月 BBT 双相平稳，时值中期，BBT 暂未升，带下色黄有异味，伴瘙痒，脉细弦，舌红苔薄，拟育肾培元，14 剂。时值月经中期，即排卵期，予以育肾培元，填补肾精，益肾温煦，助其受孕。

2011 年 1 月 30 日三诊时，BBT 爬坡状上升 12 天，今天基础体温更上一分，左小腹抽痛或刺痛感 5 天，带下少，乳头疼痛。根据其基础体温爬坡状上升 12 天，中期有行房事，今天基础体温更上一分，脉细数略滑，舌红苔薄，考虑到有怀孕的可能。当时正值春节前夕，下周停诊，因此再三交代，再过 2 天，体温仍不下来，保持高温，必须自测尿 HCG，今天先予以保胎药，以防万一。并嘱咐孕后注意事项。在反复交代，嘱咐测尿 HCG 时，患者才说"我今天已测小便，没有怀孕，只是有根淡水印，以前也有过，过两天就会来月经"。根据这情况立即判断她已经受孕，并有"一月堕胎"的历史。同时果断地为其开了保胎药：炒潞党 12 克，炒白术 10 克，条芩 10 克，砂仁 3 克，川断 12 克，杜仲 12 克，桑寄生 15 克，菟丝子 15 克，苎麻根 12 克，南瓜蒂 5 枚，女贞子 10 克，墨旱莲 10 克。14 剂。同时再三叮嘱了早孕的注意事项。

2011 年 2 月 13 日四诊（春节过后），患者尿 HCG 阳性，孕 39 天，血中孕酮、HCG 均符合妊娠天数，BBT 高温尚平稳，在孕 30 ～ 36 天时少量出血 3 次，伴腹隐痛，腰酸，余无所苦。脉细滑，舌红苔薄，再拟育肾安固。以后坚持服药至孕 90 天方止。

就这样，苦苦求诊多年的不孕症患者竟然是一位"一月坠胎"患者，是一位反复"生化妊娠"患者。这位不孕症患者竟然在一瞬间成了一位孕妇的事实，全归功于医生认真负责的态度，不厌其烦地问诊和交代。

临床上有些求医者自称不孕，实则并非，相反是有生育能力，而且是曾多次受孕，屡孕屡堕的习惯性流产患者，即所谓"一月堕胎"，西医谓之"生化妊娠"。其主要原因是胚胎发育不好，西医认为常见原因是染色体异常、内分泌因素、免疫因素等。一些女性在做试管婴儿时这种情况比较常见。但是大部分女性因为没有上医院检查，自己也没在意，就会把它当作月经推迟忽略过去，其实已经是自然流产了。虽然生化妊娠的诊断时机难以掌握，但可以通过 B 超监测排卵的时间、测基础体温来推算。一般排卵后或基础体温上升后超过 14～16 天未行经就要高度怀疑有生化妊娠，确诊是生化妊娠后用 HCG 治疗。

62. 试管婴儿移植后中药保胎有什么优势

辅助生殖技术在近 30 年日益成熟，然而优质囊胚（评分 ≥ 3BB）的临床妊娠率只有 44%，持续妊娠仅为 41%，对于试管婴儿移植后可不可以用中药保胎，答案是肯定的。虽然总有患者有顾虑：是药三分毒；生出来的孩子会不会变黑？经过临床证实，中药保胎能够辅助提高试管婴儿妊娠率及活产率，特别是对于有胎停史、习惯性流产史的患者。

　　黄素英运用蔡氏育肾助孕体外人工受孕（IVF）三步法提高试管婴儿移植成功率的经验思路如下 ——————————

　　第一步，备孕期——育肾周期疗法。

　　月经期理气调经，药用四物调冲汤加减；经后期需提升卵子质量，药用育肾通络方加减；排卵期及黄体期主要健助黄体，使子宫内膜接近自然妊娠植入期的状态，药用育肾培元方加减。

　　第二步，植入前——补气安养（助 IVF 成功）。

　　IVF 植入前，子宫环境应该适应胚胎的种植生长，此时胃气当降，脾气当升，脾胃之气和则胎气亦安，气盛则孕卵着床发育有力，阴阳气血达到平和状态则胎儿易健固。不孕症患者容易肝气太过而引动肝火致胎漏，因此主张在 IVF 植入前应补益脾气、柔肝泻火，以安养为主。

　　第三步，植入后——健肾安和。

　　孕后继续健肾固胎，肾气充盛则冲任二脉系胞有力，胎气得肾气滋养而益健。常用保胎药物育肾安胎。一般服药至孕 3 月。

　　如患者有流产史，不论是难免流产、习惯性流产或者体外受精－胚胎移植（IVF-ET）受孕后流产，均至少需服药至相应流产孕周后 1 个月。

黄素英说：在海派蔡氏妇科传承研究基地的建设中，我们启动蔡氏妇科系列方对 IVF 患者助孕作用的临床研究，具体来说，是开展蔡氏妇科三步助孕法对试管婴儿（IVF-ET）失败后患者再次移植助孕的回顾性、前瞻性、对照临床研究。实践证明，通过中药调治，能明显改善 IVF-ET 失败患者的子宫内环境，改善子宫内膜容受性，提高卵子质量，明显提高了 IVF-ET 失败后患者再次移植的成功率。特别是有些患者在调理过程中不少患者自然受孕。我的一个患者，经过 7 次 IVF-ET 失败后找我中药调理，她说我现在 40 多岁了，IVF-ET 反复失败，看来只有找中医帮忙了，结果吃了 1 个周期的药，即月经后 7 天的育肾通络方、14 天的育肾培元方就发现怀孕了。她简直不敢相信自己的检查结果，激动地流下了眼泪。

63 吃中药会使婴儿皮肤变黑吗

从遗传学角度研究发现，人体皮肤的颜色是由遗传基因决定，是人体与遗传直接相关的十大特征之一。一般而言，具有"相乘后再平均"的遗传特性，就是如果父母肤色都较白，其子女肤色一般比较白，除非有隔代遗传的较黑肤色的基因存在；若父母一方白一方黑，则子女的肤色大部分处于黑白相混的中间色，绝少者的肤色会很白或很黑。分子生物学研究也证明，皮肤表层黑素的合成及调控是多种因素综合作用的，中药并不会增加和促进皮肤黑色素细胞中黑素的形成，因而也不存在孕妇服药后会使胎儿皮肤变黑的结果。相反，运用中医中药治疗一些妊娠疾病时，非但不会引起胎儿肤色变黑，反而对胚胎和胎儿的发育具有促进作用，对孕妇具有滋养保健作用。所以，皮肤的黑白与遗传有关，孕妈妈吃中药会让婴儿皮肤变黑的担心，完全是没有科学依据的，没有必要的。

黄素英说：很多不孕症的患者通过中医药调理成功受孕，因为不孕症患者卵巢功能大多不够好，容易发生先兆流产，所以我们一般对这些患者会及时保胎。但不少患者总担心中药会导致胎儿皮肤黑。这种担心大可不必！临床上要美白、消斑的最好方法也大多是通过中药来实现的。中药煮水，看上去是深色的，但我们的酱油也是啊。为什么孕妇吃红烧肉却毫无顾虑？临床上通过保胎生下的孩子个个都是白白胖胖的，这是事实。我的一位不孕症患者，经过治疗好不容易怀孕了，我为她开了保胎药。等下次来就诊时，竟然是数月流产后。问其缘由，她说她根本就没服保胎药，担心小孩皮肤会黑。大家应该明白一个道理，不孕症，为何不孕？正是因为卵巢功能不佳，或卵子质量不够好，或黄体不够好，或内膜不够好，或免疫性因素如抗心磷脂抗体阳性、血小板凝聚率高、封闭抗体低下……当这些问题得到改善，好不容易受孕了，但在孕期还必须认真治疗，为胎儿创造一个优良的生长环境，使其健康成长。否则，流产便伴随而来。

‖产后诸病

产后病，是指产妇在胎儿娩出后所发生的与分娩有关的疾病，常见的产后疾病有多种，如产后虚损、产后中风、产后自汗、产后咳嗽等。

产后病的发病机理为失血过多、亡血伤津，或血虚火动，或瘀血内阻、气机不利、血行不畅，以及外感六淫或饮食、房劳所伤而致。产后脏腑虚损出现的多种疾病，治疗原则是"勿拘于产后，亦勿忘于产后"，结合病情进行辨证论治，产后多虚应以补益气血为主。产后多瘀，当以活血行瘀之法，然产后之活血化瘀，又须佐以养血，使祛邪而不伤正，化瘀而不伤血。选方用药，顾及气血。开郁勿过于耗散，消导必兼扶脾，祛寒勿过于温燥，清热勿过用苦寒。产后应禁大汗，以防亡阳；禁峻下，以防亡阴；禁通利小便，以防亡津液。

64. 产后恶露多久属于异常

产后妈妈的身体经过一阵兵荒马乱的生产后，紧接着要迎接的除了泌乳之外就是产后恶露了。产后恶露是生产后经阴道排出体外的各种物质的总称，主要含有血液、坏死蜕膜组织等。可别小看了这产后恶露，它可有着大学问呢，它可以堪称我们子宫复旧的一个风向标呢。

正常恶露一般持续 4 ～ 6 周，根据恶露的颜色、内容物、持续时间不同，一般按出现的顺序分为血性恶露、浆液性恶露及白色恶露。血性恶露：量略多，一般颜色鲜红，也会掺杂一些蜕膜组织，一般持续 3 ～ 4 天；浆液性恶露：颜色淡红，含较多浆液，持续 10 ～ 14 天；白色恶露：颜色偏白，质略黏稠，产后 14 日以后基本上就是白色恶露了，持续时间因人而异，3 ～ 4 天至 2 ～ 3 周不等。而恶露的颜色是随着时间的延长逐渐变淡。

当然如果出现了以下几种情况可不能在家观察了：①恶露持续时间较长，超过 42 天还未干净；②血性恶露持续 1 周后仍有且量较多（如月经量）；③恶露混浊、有恶臭、腐臭味或伴腹痛，发热等不适。要及时去医院就诊以排除宫腔残留、感染等情况！切！莫！大！意！

65 产后乳汁量少怎么办

如果说产后妈妈最担心的是什么，估计大部分妈妈都会说：不怕宝宝睡不着，就怕宝宝吃不饱。是啊，产后乳汁量少是妈妈们最为忧心的问题，而能做个奶水丰沛的"奶牛"，估计是产后妈妈们最为自豪的事情了，那么如何才能产出高质高量的奶水，这里就有几个不得不说的 Tips 了。

首先，早吸吮，多吸吮。产后一定要遵循"早接触，早吸吮，早开奶"原则，宝宝的吸吮是刺激妈妈产奶的最佳助手，宝宝吸吮得越多越充分，越有利于妈妈乳汁的分泌，初乳量少不要担心，因为刚出生的宝宝胃容量只有 1 颗小樱桃大小，初乳已经足够满足他的小胃胃了。

其次，吸吮方法要正确。妈妈亲喂的方法是：先观察乳头，如果有回缩，可将乳头先轻轻提拉，然后清洗乳头及乳晕，使宝宝的口唇将乳头和乳晕全部含入，用上颚和舌头挤压吸吮。如果吸吮方法不正确，不仅影响泌乳，还有可能造成乳头的损伤。

再次，心情美美哒，奶水多多哒。产后因为激素水平的变化，很多女性稍有不顺心可能就会出现一些情绪问题。中医讲乳头属肝，乳房属胃，情志不畅会影响肝经的疏泄，影响乳汁的分泌，所以生气真的会使乳汁减少哦。在这里还要特别提醒一下，产后是个特殊时期，女性此时特别需要来自家庭的关心、关爱，家人的宽慰与支持对女性产后恢复及泌乳都有很大的帮助。同时产妇自己也要适当调节情绪，任何烦心的事情都要放过自己，做到不走心，不纠结，好心情才会有好乳汁。

最后，营养跟得上，睡眠不落下。经历了一场生产过程，产后气血恢复需要一定的时间，气血是乳汁的来源，如本就体质消瘦、气虚不足的女性产后乳汁量可能会更少，此时科学的营养及睡眠显得尤为重要。一生产完就有不少妈妈、婆婆炖各种排骨汤、猪蹄汤等给孕妇增加营养，促进下奶。其实，刚分娩完的产妇脾胃功能较虚弱，乳腺管尚未通畅，过于滋腻的浓汤可能不仅起不到下奶作用，很有可能还会影响脾胃吸收，堵塞乳腺导管，所以产后初期喝汤口味需清淡，营养而又少油腻。当然中医也有不少方法促进下奶，奶水实在不足的话也可以请教专业中医师给予辨证指导。同时还需要强调的是产后睡眠也是个非常重要的问题，往往因为喂奶，照顾宝宝，很多宝妈无法安心睡眠，长期睡眠不足不仅影响气血的恢复，还可能导致产后焦虑抑郁，所以产后家人们一定要多多关心宝妈，分时分人照顾宝宝，使宝妈能够有比较充足的睡眠，不仅有利于身体的恢复，对乳汁的分泌也有很好的帮助哦。

66. 产后漏尿何时休

"别人捧腹大笑，我却忍不住漏尿……"常有产后妈妈很沮丧的倾诉这件尴尬的事情。产后妈妈在经历初为人母的喜悦后，忽然发现咳嗽、喷嚏、大笑、快步行走等活动后会出现尴尬的漏尿，而漏尿又常常会成为让她们难以启齿的事情。

那么产后为什么会漏尿呢？产后漏尿多与妊娠及分娩对盆底肌的压迫，以及妊娠伴随的激素水平的变化导致盆底肌肉组织支撑能力的下降有关，当然诸多研究表明与分娩次数多、阴道分娩、巨大儿、高龄、肥胖、便秘、盆腔手术史等也有一定的相关性。而产后42天至产后半年是盆底肌恢复的黄金期，这个时候进行一定的康复训练及治疗会起到不错的效果。当然也并不是说以后就没有效果了，有研究表明产后半年至一年是盆底肌恢复的关键时期，如果错过了黄金期和关键期，3年内进行盆底锻炼及治疗也会有一定的效果。不过时间拖得越久，随着年龄的增长，盆底肌肉的松弛、尿失禁的情况可能就越难扭转了。同时产后漏尿也是有方法治疗的，像我们熟知的凯格尔运动、盆底生物反馈治疗、盆底电刺激等方法都可以有效帮助恢复，当然若经物理治疗、保守治疗无效的患者也可采用手术治疗，具体可以咨询专业医生。

黄素英说：产后漏尿，中医认为是气虚不固，尤其是肾气亏虚，可以用中药补肾益气的方法治疗，完全可以缓解和消除漏尿的症状。

67 你了解"产后腹直肌分离"吗

你还在为产后依然膨隆的腹部、松松皱皱的肚皮发愁吗？你还在为产后明显的腰背酸痛，甚至不能起床痛苦吗？你还在为产后跳跃、咳嗽、大笑之后的漏尿而尴尬苦恼吗？你可能不知道，这都有可能是产后腹直肌分离的原因，它是产科临床常见的产后并发症之一。腹直肌分离越严重，患者腹部肌肉越弱，对腰背部承托力越小，常出现腰背酸痛现象，严重者直接影响起床。腹部出现膨隆，不仅影响体型的美观，甚至可引起腹内器官下垂，进而压迫膀胱，造成漏尿，病情重者可导致腹壁疝的形成。

腹直肌是前腹壁的一对束状肌肉，起于胸骨剑突和第5～7肋软骨前面，止于耻骨联合，构成前腹壁的一部分，具有支持和保护腹腔脏器，维持腹内压稳定的作用。妊娠后期子宫增大使腹壁扩张延伸，腹白线拉伸变薄，腹直肌出现松弛。目前普遍认为当两侧腹直肌沿着腹白线距离不断扩大和分离，超过 2.0 厘米时称为腹直肌分离。临床统计指出，产后约 60% 以上患者会出现腹直肌分离，多数患者可自行恢复，部分患者产后半年腹直肌仍不能回到原先位置。产后腹直肌分离的病因主要有几个方面：①由于体内孕激素作用。②诱发因素：如巨大儿、高龄产妇、双胎妊娠、羊水过多等。③孕期体重增加过多。

目前临床对产后腹直肌分离已逐渐引起重视，现我国治疗腹直肌分离的方法包括生活指导、营养均衡、产后自主训练、腹式呼吸、现代物理康复疗法如仿生物理电刺激法、腹部核心肌群训练法等。

软组织损伤在中医理论中属"筋经"范畴。中医认为肝藏血，主疏泄，在体合筋；脾为后天之本，气血生化之源，在体合肌肉；肾为先天之本，百病之源，在体为骨。故本病与肝、脾、肾三脏密切相关。治疗以补肾健脾、畅通气血、温补阳气为主。

中医康复疗法如推拿、按摩、针灸、穴位敷贴等，另外有中医联合物理康复疗法。中医康复疗法可行气活血化瘀、疏经通络、调和阴阳平衡，改善血液循环和肌肉收缩功能，增加腹部肌肉的弹性和紧张度，促进腹直肌恢复。

68. 产后汗证中医怎么治疗

产后汗证包括产后自汗和产后盗汗两种。产妇于产后出现涔涔汗出，持续不止者，称为"产后自汗"；若寐中汗出湿衣，醒来即止者，称为"产后盗汗"。自汗、盗汗均以在产褥期汗出过多，日久不止为特点，统称为产后汗证。清代医家多认为产后自汗、盗汗不同于内科，尤须重视产后亡血伤津的病理特点。如傅青主提出"惟兼气血而调治之"。这些理论至今对临床仍有参考意义。本病的主要病机为产后耗气伤血，气虚阳气不固，阴虚内热迫汗外出。气虚、阴虚为本病的主要病因。治疗产后汗证，气虚者，治以益气固表，和营止汗；阴虚者，治以益气养阴，生津敛汗。

（1）气虚自汗证：产后汗出过多，不能自止，动则加剧；时有恶风身冷，气短懒言，面色晄白，倦怠乏力；舌质淡，苔薄白，脉细弱。治法：益气固表，和营止汗。代表方：四君子汤＋玉屏风散加减。方药：党参、白茯苓、甘草、黄芪、白术、防风。

（2）阴虚盗汗证：产后睡中汗出，甚则湿透衣衫，醒后即止；面色潮红，头晕耳鸣，口燥咽干，渴不思饮，或五心烦热，腰膝酸软；舌质红，苔少，脉细数。治法：益气养阴，生津敛汗。代表方：生脉散加味。方药：沙参、麦冬、五味子，加煅牡蛎、浮小麦、山萸肉、糯稻根。

产后汗证及时治疗以补虚敛汗，预后良好。但若汗出不止，日久不愈者，须防气随津脱，变生他疾。对于长期盗汗者，应借助胸片等检查，排除结核病变。

69 哺乳期不来月经还会怀孕吗

产后哺乳期常常会有几个月不来月经，有些新手爸妈认为不来月经同房就不会怀孕，这里需要严肃认真的强调：哺乳期≠安全期！哺乳期≠安全期！哺乳期≠安全期！（重要的事情必须说三遍）。因为哺乳期即使没来月经，排卵功能也可能已经恢复。通常女性在产后第一次月经来潮前可能已经排出第 1 颗卵子了，如果没有采取避孕措施，很有可能在哺乳期又怀上了另一个宝宝。同时也要提醒年轻爸妈，产后女性身体一般比较虚弱，产后 6～8 周为"产褥期"，是女性身体逐渐复原的过程，如果在这个时期怀孕容易造成子宫复旧不良，增加潜在的风险。

总之一句话：产后不准备生宝宝而不避孕的性生活都是要流氓！这个——你懂的。

70. 下奶就要大补吗

《傅青主女科》云："夫乳乃气血之所化生也，无血固不能生乳汁，无气亦不能生乳汁……乳汁之化，原属阳明"。可见乳汁的化生需要充足的气血，妇人产后气血大伤，补益气血的确为当务之急。据文献统计，产后缺乳常用食物有猪蹄、猪肝、牛乳、鲫鱼、粟米、鲍鱼、赤小豆、莴笋等，有一些老人喜欢给产妇熬制有营养的汤，认为大补有助于恢复并且可以下奶，想法虽好，然非如此。通常产后 1～2 周，产妇处于脾胃虚弱阶段，恶露未净，此时不宜大补，应以祛瘀生新，排恶露，恢复胃肠功能为主，可以服用粥类，同时帮助排出体内多余的水分；产后 3～4 周，可进入补养阶段，宜服用比较滋补的汤类，如通草鲫鱼汤、黄豆猪脚汤等，有通络催乳、益气养血之功。

因此刚生产后不宜大补，脾胃虚弱产妇亦不宜大补，否则不利于产妇恢复和乳汁分泌，也可能阻碍了脾胃功能，要掌握正确时间，适度补益。同时也要注意饮食的合理搭配，有一些产妇觉得多喝一些带油的汤水有助于下奶，这也是不可取的，一是油水可能造成宝宝不消化，二是造成自身脂肪堆积影响身材恢复。

71 产后恶露与"大姨妈"有何不同

产后"大姨妈"和恶露怎么区分？到底什么时候会来"大姨妈"？来"大姨妈"还能喂奶吗？这些问题往往会困扰着妈妈们。下面就逐一和大家聊一聊。

产后恶露和"大姨妈"怎么区分 ————————————

首先我们要知道什么是恶露。产妇在分娩后，坏死的子宫蜕膜（特别是胎盘附着物处脱落的蜕膜）等组织会混合着血液经阴道排出，我们称为恶露。这是产妇在产褥期的临床表现，属于生理性变化。恶露有血腥味，但无臭味，其颜色及内容物随时间而变化，一般持续 4～6 周。正常恶露根据颜色、内容物及时间不同，将其分为三种：首先是血性恶露，因含大量血液得名，色鲜红，量多，有时有小血块，持续 1 周左右；之后出血逐渐减少，浆液增加，转变为浆液恶露，色淡红，持续 2 周左右；最后浆液逐渐减少，白细胞数增多，出现白色质黏稠的白色恶露，大约持续 2～3 周干净。不到 15% 的妈妈在产后 42 天仍会有少量恶露，如果 42 天以后仍有恶露，建议医院就诊，排除一下是否有胎盘、胎膜的残留。

产后什么时候来"大姨妈"

产后"大姨妈"恢复的时间与妈妈是否哺乳、哺乳时间的长短、甚至妈妈的年龄都有关系。有些女性在产褥期即产后42天后，开始出现月经复潮，但也有些在产后8～9个月甚至产后1年才来月经，都属于正常现象。一般产后哺乳时间较长的女性，来月经的时间相对较晚（6～8个月），而不哺乳或哺乳时间较短的产妇，来月经的时间相对较早（6～8周）。产后1～2个月如果出现了类似月经的出血，首先观察一下是否和自己平时的月经相似，周期和经期持续时间是否相同，相同基本可以判断为月经。

产后"大姨妈"来的早晚能说明什么问题吗

女性在产后月经恢复来潮早，其实就是提示排卵恢复时间早，说明卵巢功能已经恢复排卵。由于每个人的体质因素以及环境等原因的影响，所以产后月经恢复来潮的时间有所不同。从中医角度说，如果母乳喂养的妈妈"大姨妈"来得早，这说明妈妈可能脾虚气血不足，中医认为"气血上为乳汁，下为经血"，妈妈脾虚不能固摄气血，因此"大姨妈"就提早来了。

产后来"大姨妈"有哪些常见误区

①没来月经就不必避孕。这是许多夫妻都会犯的错误，其实在没来月经之前，身体可能已经在排卵了，仍然有可能怀孕，因此一定要采取有效的避孕措施。一般产后6周，子宫大小恢复到正常水平，宫颈口基本恢复闭合状态，因为分娩而产生的会阴伤口基本愈合，此时可以恢复性生活。②来月经后母乳没营养。在来月经后，并不会影响母乳的营养。当然也有部分妈妈在"大姨妈"来临期间，会出现奶量下降的情况，这和激素分泌情况有关，但乳汁的质量不会受到月经来潮的影响，因为乳汁的形成跟月经没有直接关系，所以女性即使在月经来潮后，还是可以正常哺乳，一般可以根据孩子的需求，继续喂养到自然断奶。

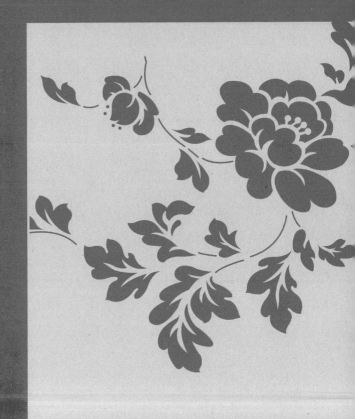

阴道炎相关

正常健康女性，阴道由于解剖组织的特点对病原体的侵入有自然防御功能。如阴道口的闭合，阴道前后壁紧贴，阴道上皮细胞在雌激素影响下的增生和表层细胞角化，阴道酸碱度保持在 4～5，使适应碱性的病原体的繁殖受到抑制，而颈管黏液呈碱性，使适应酸性环境的病原体的繁殖受到抑制等。当阴道的自然防御功能受到破坏时，病原体易于侵入，导致发生阴道炎症（vaginitis）。阴道炎症是妇科最常见疾病，各年龄段均可发病，生育年龄妇女性活动较频繁，且外阴及阴道又是分娩、宫腔操作的必经之道，容易受到损伤及外界病原体的感染；绝经后女性及婴幼儿雌激素水平低，局部抵抗力下降，也易发生感染。

72 阴道炎反复发作时饮食宜忌有哪些

阴道炎是妇科最常见病之一，表现为阴道分泌物增多、瘙痒、白带异常。可由各种原因引起，与感染、菌群失调、激素水平有关，可发生在各年龄阶段，分类如下：

（1）细菌性阴道病：表现为阴道分泌物增多，白带均匀一致，呈灰白色，有腥臭味、鱼腥味。

（2）外阴阴道假丝酵母菌病：表现为外阴瘙痒明显，且持续时间比较久，患者有坐立不安感，瘙痒夜间比较明显。阴道分泌物增多，白带呈豆腐渣样，外阴灼热，有排尿刺激痛或性交痛。

（3）老年性阴道炎：表现为阴道分泌物增多，分泌物呈黄水样，严重者可以带有血丝，呈脓血样，同时有外阴瘙痒。

（4）婴幼儿外阴阴道炎：主要症状是外阴阴道瘙痒、阴道分泌物增多，外阴阴道口黏膜充血、水肿并伴有脓性分泌物流出。

（5）寄生虫性阴道炎：表现为阴道分泌物增多，呈泡沫状白带，也有外阴瘙痒感，间或出现排尿刺激痛或性交痛。

（6）混合性阴道炎：是由两种或两种以上的致病微生物导致的阴道炎症，在临床较为常见。

阴道炎可分为急性发作的阴道炎和迁延难愈的慢性阴道炎，除了确定原因对症用药外，阴道炎的治疗十分注重饮食习惯，特别对于症状持续时间长、反复发作的阴道炎，要及时调整饮食习惯。

阴道炎属于中医"带下"范畴，"湿"是主要病因。《傅青主女科》："夫带下俱是湿症"。中医认为，脾主运化水湿，脾胃功能失调易生痰湿，水湿下行就形成带下病。要想脾胃运化正常，就要求我们少吃肥甘厚腻之品，比如甜品、蛋糕、奶茶、海鲜、火锅、烧烤、炒货、牛羊肉、油炸类食物以及姜、蒜、辣椒等辛辣刺激之物等。水果应选择甜度较低、性味甘平者，如苹果、梅、梨等，特别糖尿病患者要控制好血糖，否则不利于阴道内环境而造成阴道炎久治不愈。同时阴道炎容易复发，症状好转后仍要继续治疗。另外值得注意的是，如果经过正规治疗以及注意饮食作息后白带仍有明显异常，特别是水样分泌物增多，辅助检查发现宫颈异常，盆腔B超发现子宫内膜异常应立即进一步检查排除器质性病变，以免延误病情。

73. 只穿一次性短裤是否真的卫生

女性的生殖系统和泌尿系统在解剖位置上非常接近，一旦受到细菌的感染，就会出现尿频、尿急、尿痛以及外阴瘙痒、阴道分泌物异常等泌尿道、生殖道炎症的临床表现。所以清洁卫生工作一定要做好，但有些女性就矫枉过正，认为穿一次性内裤最可靠。殊不知，一次性内裤的卫生和材质是否能够完全达标，我们不能保证。所以，最好的做法是，穿全棉的内衣裤，每天勤换，并且建议要使用清洁液，双手搓洗为宜，然后放在太阳底下晾晒，起到杀菌、消毒的作用。另外建议不要穿紧身的内裤，保证外阴局部通风良好。这样才能更好地预防女性的炎症性疾病。

74. 阴道炎是怎么发生的

产生阴道炎是因为阴道微生态平衡被打破了。正常情况下，阴道内存在多种微生物，而阴道与这些微生物之间和谐共处，形成一种平衡状态，不会致病。乳杆菌、雌激素及阴道 pH 在维持阴道微生态平衡中起重要作用。生理情况下，雌激素可以增加阴道上皮细胞内糖原含量——阴道上皮细胞将糖原分解为单糖——阴道乳杆菌将单糖转化为乳酸，从而维持阴道正常的酸性环境（pH ≤ 4.5）。这种环境可以防止致病菌在阴道内繁殖，及挥着抗炎、抗肿瘤等作用，使阴道能够"自净"。在身体受到内外因素影响时，阴道微环境也被破坏，就很容易发生阴道炎。

阴道炎的主要类型：①细菌性阴道病：由于各种原因导致阴道内正常菌群失调，多种致病菌共同作用的一种感染，病因可能与频繁性交、多个性伴侣、阴道灌洗使阴道碱性化有关。②外阴阴道假丝酵母菌病：旧称念珠菌性阴道炎、霉菌性阴道炎，是由假丝酵母菌（也叫念珠菌，是一种真菌）引起的阴道炎，与自身免疫力下降有关。③滴虫阴道炎：也叫毛滴虫病，是由阴道毛滴虫引起的阴道炎症。④萎缩性阴道炎：也叫老年性阴道炎，常见于各种原因（年龄、手术、药物、生产）导致绝经期女性发生，多与雌激素水平降低、阴道内抵抗力下降有关。

75. 阴道炎会导致宫颈癌吗

阴道炎是否会导致宫颈癌？这是很多女性朋友关心的问题。

要回答这个问题，首先要了解宫颈病变及宫颈癌的病因是什么？我们知道 HPV（人乳头瘤病毒）感染是导致宫颈癌最主要的原因。持续的高危型 HPV 感染，并最终发展为癌前病变和宫颈癌。促使 HPV 持续感染的危险因素主要有两方面。一是性生活过早、多个性伴侣、多孕多产、吸烟、长期口服避孕药、营养不良以及卫生保健意识缺乏等。另一方面阴道菌群的变化与宫颈病变的发生存在相关性。原因可能是炎症导致皮肤或阴道黏膜的破损，给 HPV 病毒侵袭人体的机会，并且感染类型多为高危型，细菌性阴道炎及混合感染与 HPV16/18 感染有关，我国 84.5% 的宫颈癌发生都与 HPV16/18 有关。阴道微生态平衡的破坏也使 HPV 不容易被清除掉，还使宫颈低级别病变容易发展为高级别病变，在子宫颈癌的发展进程中起着一定促进作用，即阴道炎在某种程度上可能会促进 HPV 感染，进一步促进子宫颈癌前病变和子宫颈癌的发生。

阴道炎并不直接引起子宫颈癌及癌前病变发生，只是在某种程度上可能促进 HPV 感染，同时从高危型 HPV 感染发展到宫颈癌前病变，再到宫颈癌是一个持续的漫长的过程。所以，对于有包括阴道炎在内的生殖道感染性疾病的患者，不必担忧得了阴道炎就会发展为子宫颈癌，但是应该重视并及时治疗。

对患有阴道炎及有 HPV 感染的女性应积极就医，正规、按疗程治疗阴道炎，避免病情迁延。定期进行宫颈癌筛查，必要时行阴道镜检查明确诊断，做到早筛查、早诊断、早治疗。

76 女性私处越洗越健康吗

"医生，我平时很注意卫生的，从不接触不干净的东西，而且每天都用护理液清洗，怎么还会出现阴道炎呢？"这种困惑对于很多女性来说，特别是极为注重卫生，甚至有洁癖的女性，更加容易出现。那么，女性私处，真的是越洗越健康吗？

越洗越不会出现阴道炎吗?

首先,我们来看一下,阴道作为女性的重要生殖器官,平日里它是怎样保护自己的呢? 从生理结构上看,阴道属于管状器官,长时间保持与外界相通。所以,与其他的人体器官不同,阴道并非一个完全无菌的环境。在阴道内存在较多的菌群,其中阴道乳酸菌是良性菌,加德纳菌、不动杆菌和霉菌则是不好的细菌,是致病菌。正常情况下,大量的乳酸杆菌生存于阴道里面覆盖的一层黏膜组织中,它的存在能够维持阴道的 pH 值呈弱酸性,同时可以抑制其他病原菌的生长繁殖,具有一定的自净能力。只要良性菌与致病菌两者处于平衡的状态,通常不会引发阴道炎症。

但是,如果反复进行阴道冲洗,或频繁使用护理液进行阴道清洗,则会将阴道微环境破坏,使其失去原有的平衡状态,那么,病原体则可能会大量的繁殖,从而引发阴道炎症。这时可能出现外阴阴道瘙痒、灼痛、刺激和异常流液等情况,那就需要及早就医了。但要根据医院检测的白带常规结果来明确诊断,对症治疗,切不可盲目地自行用药或用各种护理液进行阴道冲洗,防止适得其反。

这时候,有些人可能会问,"得了阴道炎,可不可以看中医呢?""吃中药有用吗?"答案当然是肯定的了。中医不仅可以治疗阴道炎，对于无菌性的阴道分泌物异常增多及复发性阴道炎还有其独特的优势。

从中医角度来看，阴道炎属带下病范畴。我们先来看看中医是怎样认识带下的。带下的量、色、质、味发生异常，或伴全身、局部症状者，称为"带下病"。带下包括生理性带下和病理性带下。生理性带下是指正常女子自青春期开始，一种润泽于阴道内的无色透明、黏而不稠、无特殊气味的液体，经期前后、月经中期及妊娠期相对增多，是身体健康的正常表现。病理性带下是指带下的量、色、质、气味异常，简称为"带下病"。所以，一旦出现带下异常，首先要区分是生理性的还是病理性的。

黄素英教授认为，带下病病因以湿邪为主，病位在任带二脉及相关脏腑，其中主要与肝、脾、肾三脏关系密切。中医治疗带下病时，同样需要进行四诊合参，辨证论治，可予中药口服治疗，必要时亦可配合中药外洗。另外，对于反复发作的阴道炎患者，黄教授主张扶正为主，祛邪为辅，也就是提高患者自身的抗病能力，方能从根本上治疗白带异常。

那么，女性究竟应该如何护理私处呢？以下是几点建议，供大家参考：勤洗澡、勤换内裤，选内裤要以宽松、透气、纯棉为主；保持外阴清洁，每天可用温开水清洗外阴；经期要经常更换卫生巾；注意性生活卫生，经期不同房；平时加强锻炼，增强体质。

77. 反复尿路感染原因何在

尿路感染多见于育龄期女性、老年人、免疫力低下者及尿路畸形者。首先，由于女性的生理特性即泌尿道较男性要短且宽，距离肛门也更近，故而女性本身罹患尿路感染的概率高于男性。其次，机体免疫力下降，也会增加尿路感染的风险。例如随着年龄的增长，抵抗力下降，尿道和膀胱黏膜的抗菌能力下降，合并多种慢性疾病，尤其是糖尿病、肿瘤等，长期卧床、长期使用免疫抑制剂等。最后，留置导尿、手术、膀胱镜、输尿管镜、泌尿道造影等医源性因素，即使上述都属于无菌操作但毕竟属于侵入性检查及治疗，所以依然可能增加感染风险。

如何避免泌尿道感染 ————————————————

（1）注意休息，多饮水，勤排尿。许多老年患者由于外出跟团旅游、协助抚育孙辈，老年健身娱乐活动过多、过劳，憋尿等都会不知不觉诱发或是反复尿路感染。

（2）注意会阴部卫生。同时阴道及尿道黏膜本身也有自净能力，所以女性朋友也不要过度清洁或滥用各种洗液，导致菌群紊乱。切记过犹不及。

（3）及时就医，切忌自行滥用抗生素。如有反复的尿路感染，请于用药前至正规医院就诊，必要时行中段尿培养明确是否有致病菌。因为自行滥用抗生素，不但会影响检查结果，还会出现耐药性，使细菌"身经百战"，进而影响预后。

> 黄素英说：凡老年性尿路感染、老年性阴道炎都有一特点就是反复发作。这是因为老年人雌激素下降、人体免疫力下降导致的，这时用抗生素疗效不好，中医用扶正祛邪的方法，即补益气血，提高自身免疫力，同时清利下焦湿热，可以取得满意疗效。关键得提高老年人的免疫力。

78 泌尿道感染时能同房吗

回答很明确：不能。泌尿道感染包括日常我们所说的尿道炎、膀胱炎、急性肾盂肾炎等，大多数人患病时会感到尿频、尿急或尿痛，严重者甚至会出现肉眼血尿。它属于感染性疾病，是由于各种病原微生物在尿路中生长繁殖所导致的。如果在急性炎症期同房极易造成交叉感染，非但影响患病一方治愈，也可能传染给未患病的一方，如果是女性患者甚至可能导致上行感染。故而夫妻双方任意一方如果正处在泌尿道感染发作期都不应同房。如果是有明确致病菌所致的泌尿道感染，应经过正规抗感染治疗，复查尿检正常后再同房。另外，为避免性生活相关的泌尿道感染，应在同房前、后清洗会阴部，并在同房后立即排尿。

79 盆腔积液和盆腔炎是一回事吗

在临床中碰到不少患者，拿着 B 超单焦虑地问，我为什么会有盆腔积液啊？是不是很吓人啊？是不是我得了严重的盆腔炎啊？我想告诉你：你别想太多哦，盆腔积液分为生理性的和病理性的两种，而 B 超检查出来的大多数盆腔积液，都是生理性的，有少量的盆腔积液是正常的生理现象。如果积液深度在 3 厘米以下，又没有其他不舒服的症状，没有检查出其他的问题，我们一般都不需要特意去处理。如果积液深度大于 3 厘米，那也要视具体情况，再决定是否需要治疗。如果你还有下腹坠胀、疼痛，抵抗力下降、月经紊乱、不孕等症状，那建议对症治疗。

盆腔积液和盆腔炎其实不是一回事。盆腔炎会导致盆腔积液，但盆腔积液不一定就代表有盆腔炎。盆腔积液并不是一种疾病的名称，只是超声检查后反馈的一个现象而已，是影像学的一种描述。因为盆腔是腹腔在全身最低的部位，一旦有渗出液或漏出液，水往低处流嘛，就会引流到盆腔，就形成了盆腔积液。而盆腔炎的诊断，一定要结合症状、检查来确认。生理性盆腔积液产生的原因有不少，比如月经时少量经血逆流到了盆腔，形成了盆腔积液；月经中期排卵时的卵泡液，积在盆腔也可导致盆腔积液。还有一些比如便秘的患者，由于肠蠕动不正常引起少量肠液的渗出，也会导致盆腔积液。

病理性的盆腔积液，多数是由于盆腔炎症引起，盆腔存在炎性渗出物，如果不加以治疗，慢慢量变多，药物不容易消除了，可能需要手术来清除。病理性的妇科盆腔积液，多是盆腔炎、附件炎或子宫内膜异位症引起的，比如卵巢、输卵管炎症引起的盆腔积液，也有少数是因为宫外孕破裂、黄体破裂、卵巢癌引起；另外，急性盆腔炎、卵巢过度刺激、卵巢囊肿蒂扭转、产后出血过多等都可能导致盆腔积液。还有极少数是由结核引起的，结核性腹膜炎、结核性肠炎、女性生殖器结核等疾病导致的盆腔积液。如果是卵巢肿瘤、输卵管肿瘤、肝脏肿瘤、肝硬化等疾病所导致的盆腔积液，一般还伴腹腔积液及胸腔积液，病情较重，预后也较差。

80 白带异常、外阴瘙痒怎么办

外阴瘙痒？白带异常？唉……估计很多女性都曾有过这种难言之隐吧。抓啊抓不着，忍啊忍不了，难过的时候简直抓耳挠腮，坐立不安。很多女性都会到药房买治疗阴道炎的药去使用，以为只要用上药立刻就会云淡风轻，闲庭信步。殊不知外阴瘙痒、白带异常如不及时去医院检查，自行随意用药，很有可能错过了最佳治疗时间，而用药不当甚至会加重病情哦。

那么如何通过白带异常来分辨病因、种类及是否要及时就诊呢？下面就来教一教大家如何根据白带的性状来判断病情。

一般常见的白带类型：①豆渣样白带——这种白带看起来就像豆腐渣或白色凝乳状，分泌物其实是一层白色膜状物，擦拭之后会有红色黏膜面露出，可伴瘙痒或烧灼感，常见于霉菌感染患者，病因可能与免疫力下降或长期使用抗生素有关，也可见于糖尿病患者或孕妇；②泡沫状白带——这种白带多看起来量多而呈稀薄泡沫状，需追溯是否使用过公共浴巾、浴盆等，当需注意滴虫感染可能；③灰白腥臭味白带——这种白带性状多为灰白均质稀薄样，伴有鱼腥味及外阴瘙痒，很有可能就是细菌感染哦。

当然如果出现水样白带、血性白带的患者还是不要自己盲目判断了，建议尽快专科就诊，以排除肿瘤相关疾病。

　　黄素英说：不少女性错误地认为，阴部越干净越好，经常用含有药物的洗剂清洗阴部，如洁尔阴、高锰酸钾等，殊不知，人体有自身免疫功能、自身修复功能，如果经常用药物去干扰，反而破坏了自身的免疫功能，破坏了阴道的酸碱平衡，破坏了阴道细菌的生物链，导致霉菌的发生。

81 外阴奇痒是怎么回事

有些女性外阴奇痒，尤其是在夜间，有虫子蠕动的感觉，这时需警惕是否有阴虱病的可能，应及时至医院诊治，确诊后需夫妻双方同治。阴虱病是由体外阴虱寄生于人的阴毛和肛门周围体毛上，叮咬其附近皮肤引起瘙痒的一种传染性疾病。传播途径为直接接触感染，临床表现多以瘙痒为主。阴虱体小，约1毫米，体型短宽如蟹，灰白色，寄生于阴部和肛周的体毛上，偶可侵犯胸毛、腋毛、眉毛和睫毛等部位。

治疗上并不复杂，以外用药为主，中药百部具有杀虫灭虱的作用，百部浸入酒精溶液中制成百部酊，局部外涂，可有效治疗阴虱病，有文献报道，用25%～50%百部酒精浸液外涂疗效显著，不需剃除阴毛。

在治疗用药的同时，为防止再次感染，毛巾、衣物、床上用品等均应用开水蒸煮烫洗，50℃温度、30分钟即可除去活虱和虫卵。

82. 老年性阴道炎为何易反复

老年性阴道炎，我们又可以称为"萎缩性阴道炎"，它是体内雌激素水平降低，阴道黏膜萎缩，乳杆菌不再为优势菌，其他病原体过度繁殖或入侵而引起的阴道炎症。所以绝经后女性经常会出现外阴灼热感、外阴不适、外阴瘙痒，阴道分泌物稀薄，呈淡黄色，严重者呈脓血性。针对这种情况，我们应该怎么办呢？中医认为可以先辨虚实，实者宜清热利湿，杀虫止痒，虚者宜滋阴养血止痒，外用中药如蛇床子、苦参、花椒等煎水先熏后坐浴，内外同治。西医治疗为补充雌激素，可局部给药，也可全身给药，增加阴道抵抗力，阴道局部使用抗生素抑制细菌生长。对阴道局部干涩明显者，可应用润滑剂。

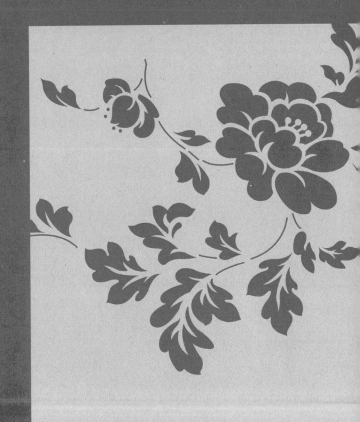

HPV相关

人乳头瘤病毒（human papilloma virus，HPV）能引起宫颈癌。这一伟大发现是在 2008 年由 Harald zur Hausen 提出的，Harald zur Hausen 也因此荣获诺贝尔生理学或医学奖，但是 HPV 的发现并没有解决宫颈癌诊治的所有问题，我们还需要做更多的探索，才能最终控制和消灭宫颈癌。

HPV 是一种小型 DNA 病毒，属乳头状病毒科，在感染生殖道黏膜的 HPV 型别中，有 15 种能够导致宫颈癌和高度癌前上皮内瘤病变，这些类型称为致癌型或高危型 HPV，包括 HPV16、18、31、33、35、39、45、51、52、56、58、59、68、73、82，它们也是导致外阴及阴道癌的主要病因。

HPV 的感染类型有国家和地区差异，欧洲和美国的宫颈癌患者以 HPV16 型感染为多见；东南亚地区 HPV16、HPV18 的检出率较高，中国患者则是 HPV16 检出最多。

近年来，因为 HPV 与宫颈癌等疾病的密切相关性日益受到人们的关注，检出率也呈上升趋势。

83. 妇科检查查了 TCT，还需要查 HPV 吗

现在很多医院的体检项目中，你会发现妇科检查包括宫颈刮片检查、宫颈液基薄层细胞学检查（TCT）、人乳头瘤病毒检查（HPV）等。其中 TCT 检查是目前国际上应用最广泛的一种宫颈病变筛查技术。TCT 检查对宫颈癌细胞的检测率可以达到 100%，并且能够及时地发现宫颈癌前的病变征兆及微生物感染。这种检查方式与传统的宫颈刮片检查相比，明显提高了标本的满意度及宫颈异常细胞的检出率。在临床运用上，TCT 检查也正逐步取代宫颈刮片检查。

那有人要问，既然 TCT 检查如此先进，为什么还要进行 HPV 检查呢？

TCT 检查属于细胞学检查，它主要通过专用的宫颈刷刷取宫颈表面和宫颈管内的脱落细胞，发现的是宫颈细胞层面上的变化。HPV 检查是人乳头瘤病毒检查，它取宫颈病变组织和局部组织黏液、分泌物进行 HPV-DNA 检测，以判断是否存在病毒感染。有研究显示，单纯感染 HPV，通过自身免疫力，一年内自然清除率为 70%，两年则为 90%，并不需要

特殊处理。持续性 HPV 阳性则会导致宫颈癌的发生。简单地说，TCT 检查是查结果，而 HPV 检查是查病因。HPV 检查的敏感性高于 TCT 检查，但特异性不如 TCT 检查。因此，将 TCT 检查和 HPV 检查联合应用，能够提高宫颈癌早期筛查的效率。建议 30 岁以上的女性，每年进行一次 TCT+HPV 检查。连续两年检查结果无异常，则可以每 2 ～ 3 年检查一次。

黄素英说：高危 HPV 感染是宫颈癌的主要诱因，这是目前世界范围内唯一发现的可以直接致癌的病毒。Harald zur Hausen 教授在 20 世纪 70 年代提出："持续性的 HPV 感染是宫颈癌发生的必要条件。"

中医学认为，宫颈 HPV 感染，机体正气亏虚是其重要的原因，当机体自身免疫力下降，无法及时清除 HPV，则可进一步发展导致宫颈实质性损害甚至癌变。对于 HPV 感染尚未发展为严重病变前，即宫颈炎或低级别病变阶段，如能积极防治，即"未病先防，既病防变，已病防复"，通过整体调节机体免疫功能，加快 HPV 清除，可以改善患者症状，避免宫颈癌的发生。

84 发现宫颈感染高危型 HPV 病毒怎么办

宫颈癌是最常见的妇科恶性肿瘤，全世界每年发病人数多达 52 万，中国宫颈癌每年新增发病人数也高达 6 万余人，每年近 3 万人因宫颈癌死亡。而高危亚型的 HPV（人类乳头瘤病毒）持续感染是导致宫颈鳞状上皮内病变及宫颈癌发生的主要原因，以至于很多女性朋友对于 HPV 谈之色变。

HPV 虽然是导致女性宫颈癌发生的重要原因，但是并不是每个 HPV 感染的女性都会得宫颈癌。就像乙肝病毒可以导致肝硬化和肝癌，但不是每个乙肝患者都会得肝癌。不过，HPV 确实是导致宫颈癌变的唯一明确病因。

HPV 分型众多，但是其中最被医生重视的是高危型 HPV，这些病毒与子宫颈癌、肛门癌、生殖器癌关系密切。其中 HPV16 和 HPV18 这两个亚型可以导致近 70% 的宫颈癌的发生，所以一旦发生这两个病毒感染，医生会高度重视。但是需要注意的是，并非所有的宫颈癌患者 HPV 均为阳性，HPV 阴性的宫颈癌患者中 20%～40% 是腺鳞癌，老年患者及晚期宫颈癌患者 HPV 也呈阴性。其他属于高危病毒的还有 33、31、52、58、68、35、39、51、56、59、69 等亚型，这些病毒跟宫颈癌的关系也较为密切。

为了预防宫颈癌，目前有较为完善的三级预防策略。第一级：宫颈癌疫苗和建立安全性行为的健康教育；第二级：宫颈癌筛查及癌前病变的治疗；第三级：治疗宫颈浸润癌。目前最重要的预防就是一级和二级预防措施。一级预防就是大家都熟悉的打疫苗啦。那什么是二级预防呢？二级预防中的宫颈癌筛查是目前预防宫颈癌的主要手段，主要包括 HPV 检测和细胞学检查（巴氏涂片 / 液基细胞学检查）。目前最为推荐的是 HPV 联合液基细胞学检查（HPV+TCT/LCT）。

很多女性朋友就是在宫颈癌二级筛查的时候发现被感染了高危型 HPV 病毒。那这时候我们该怎么办呢？

感染了 HPV 病毒不要慌乱，不要病急乱投医，胡乱用药。西医学研究认为，只有持续感染高危型 HPV 才可能导致宫颈癌前病变及宫颈癌的发生，对于持续感染多久才会导致宫颈病变的发生，目前医学界尚存有争议。但是大部分免疫力正常的女性，HPV 为一过性感染，可自行清除病毒，无须治疗。所以先不要紧张。

如果确实感染了最危险的 16、18 型病毒，或者其他的高危分型持续性感染，这个时候我们应该怎么办呢？我们应该前往医院妇科就诊，听从医生的建议，可以进行阴道镜检查。

阴道镜检查本身并无明显疼痛，如果需要活检，也不会导致很剧烈的疼痛，因为宫颈上分布的神经少，其实真的不大疼的，请大家不要过度紧张和抗拒。进行阴道镜检查后如果出现宫颈高级别鳞状上皮内病变（HSIL）以上的改变，原则上建议手术治疗。如果是宫颈低级别鳞状上皮内病变（LSIL）以下的话，可以考虑中医药治疗。中医学扶正治疗，可积极改善患者的免疫能力，提高祛除病毒的概率，其次苦参等药物可有效针对 HPV 病毒，直接获得疗效。

因此，发现感染了宫颈高危型 HPV 病毒的女性不要过度紧张，积极的预防，进行有效的阴道镜检查，再配合中医中药，祛除持续感染的病毒并不是一件不能完成的任务。

85. 高危 HPV 持续感染一定会得宫颈癌吗

HPV 在全球的男性和女性中能导致多种肿瘤和疾病，如阴茎癌、肛门癌、外阴癌、宫颈癌、头颈部肿瘤等。高危型 HPV 包含 16、18、31、33、35、39、45、51、52、56、58、59、68、66。其中，16 型和 18 型是最为常见的高危致癌因素，其次亚洲女性以 52 型、58 型也较为常见。感染通常通过性接触传播，最初见于女性不明显的鳞状上皮内病变（SIL），可能是由于免疫干预，这些病变大多在出现后 6～12 个月清除，然而，有一小部分人持续 5～10 年可发展为宫颈癌。

高危 HPV 持续感染是否会造成宫颈癌，主要与 HPV 感染的细胞增殖变化以及免疫机制有关，目前尚无根除 HPV 的方法，针对宫颈 HPV 感染的策略重在预防与早期筛查，以及控制癌前病变的进一步发展。

HPV 疫苗是一种预防宫颈癌发病的疫苗，通过预防病毒感染，有效预防宫颈癌。目前有 3 种 HPV 疫苗：二价疫苗，主要针对 16 和 18 两种亚型的疫苗，可以预防 70% 的宫颈癌，但不能预防生殖器疣，只建议用于女性。四价疫苗，四价疫苗可对抗 16、18、6、11 四种亚型的感染，6 和 11 亚型毒株是 90% 的生殖器疣的主要原因。九价疫苗，在四价 HPV 疫苗基础上又增加 5 种 HPV 类型，包括 31、33、45、52、58 亚型毒株。

但是接种 HPV 疫苗并不是保险箱，有性生活后仍建议必要的宫颈癌筛查，宫颈癌筛查通常基于细胞学和阴道镜检查。

发现有高危 HPV 感染的患者也不必过于恐慌，高危 HPV

持续感染不等于宫颈癌，也不代表一定会得宫颈癌，在感染过程中应加强监测，及时干预。西医可通过激光、冷冻、宫颈环形电切术（LEEP）等手术治疗，中医药也可整体调节机体免疫功能，加快 HPV 清除。另外一些抗病毒栓剂阴道用药也有助于 HPV 清除。同时注意饮食起居，避免熬夜，增加抵抗力，禁止不洁性生活，做到早发现、早治疗，避免宫颈癌的发生。

86. 打过 HPV 疫苗了，还需要做检查吗

宫颈癌有一级、二级、三级预防策略。安全性行为、接种 HPV 疫苗为一级预防，从源头阻止 HPV 病毒感染。但是只要有性行为，就有可能感染病毒，则疫苗预防也不是 100% 的。二价、四价疫苗对宫颈癌的保护率只有 70%，九价宫颈癌疫苗，涵盖 9 种 HPV 高危亚型，保护率可以达到 90%。因此，二级预防，即宫颈癌筛查就很重要了。

无论是否接种过疫苗，建议有性生活的女性每 1～2 年定期做宫颈癌筛查，包括宫颈薄层液基细胞学检查（TCT）和高危型人乳头瘤病毒（HPV）检查。

87. 同房出血严重吗

遇到同房出血的女性往往很担心，这确实需要引起警惕，及时就医，但也不要过于担心。

同房出血的常见原因 ————————————————

（1）外阴原因：如第一次同房后处女膜破裂等。

（2）阴道原因：阴道炎，如滴虫性、霉菌性、细菌性阴道炎等，往往伴有白带异常、外阴瘙痒等；阴道撕裂，往往伴有比较明显的疼痛、出血量多。

（3）宫颈原因：宫颈炎、宫颈赘生物、宫颈癌变都可引起同房出血，在同房 24 小时后建议行宫颈 TCT、HPV 检查，以了解宫颈情况。若这两项检查均正常，排除其他问题，仍有反复同房出血，建议阴道镜进一步检查。

（4）宫腔原因：子宫内膜息肉、黏膜下子宫肌瘤、宫内节育环移位等。

（5）其他：血液疾病；碰巧来月经等。

但不管何种原因导致的出血，必须及时就医检查，不能掉以轻心。有性生活后，建议每年行白带、宫颈、B 超等检查。

更年期相关

　　围绝经期（更年期）是女性自有生殖能力年龄过渡到无生殖能力年龄的生命阶段，包括从出现与绝经有关的内分泌、生物学和临床特征起，至最后一次月经后1年。此期卵泡数量明显减少，残留卵泡对促性腺激素的反应降低或完全丧失反应，继而停止排卵，最终卵泡不再发育，或完全消失。绝经期综合征（MPS）指妇女绝经前后出现性激素波动或减少所致的一系列躯体及心理症状。

　　绝经年龄的早晚与卵泡的储备数量、卵泡消耗量、营养、地区、环境、吸烟等因素有关，而与教育程度、体型、初潮年龄、妊娠次数、末次妊娠年龄、长期服用避孕药等因素无关。用避孕药抑制排卵并不能使绝经延迟，因为卵子的消耗并不主要依靠排卵，大量卵泡通过闭锁而消失。绝经年龄一般在40岁以上，停经12个月方可判定绝经：我国城市妇女平均绝经年龄49.5岁，农村47.5岁；美国中位绝经年龄51.3岁（48～55岁）。

88. 更年期的表现有哪些

　　更年期我们又称"绝经期前后诸症"，女性在绝经期前后，月经紊乱或出现烘热汗出、烦躁易怒、心悸失眠等症状，我们称为绝经前后诸证。如果女性是在这一阶段出现睡眠障碍，我们认为属于更年期的表现。中医认为妇女在绝经前后，肾气渐衰，天癸渐竭，冲任二脉虚衰，此本是女性正常的生理衰退变化，但由于体质因素、环境因素等影响，有人难以适应这一阶段的过渡，阴阳失去平衡，脏腑气血不相协调，因而出现诸多症候。该病持续时间不一，短则几个月或 2～3 年，严重者可长达 5～10 年，所以，可以根据各自症状的轻重、病程的长短，施以必要的改善措施。

89 更年期脾气急躁、睡眠不好，可以吃膏方吗

自然绝经通常是指女性生命中最后一次月经后，停经达到 1 年以上，最后一次月经即称为绝经。绝经期年龄大多在 44～54 岁，有调查显示，中国女性平均绝经年龄为 49.5 岁。绝经前后的这段时期称为围绝经期，以往称为更年期。在绝经期前后，女性容易出现烘热汗出，烦躁易怒，潮热面红，失眠健忘，耳鸣心悸，手足心热，或伴有月经紊乱等症状。中医归属于绝经前后诸证的范畴。

临床上，一些更年期患者有脾气急躁、睡眠不好的表现，若时值冬季，我也常用膏方加以治疗。这种情况多与肾虚肝旺、心肾不交有关，膏方的饮片部分我常用六味地黄丸、逍遥散等为基础方，配合辨证加减治疗，疗效较为满意。

> 黄素英说："年过四十，阴气自半。"中年以后或更年期，气血渐亏，脏腑功能逐渐减退，常出现头发早白、头晕眼花、齿摇耳鸣、腰膝酸软、神疲乏力、心悸失眠、记忆衰退等衰老表现，膏方最为适合。

90 更年期综合征有哪些中成药可以选择

更年期综合征指妇女从生育期向老年期过渡的生理转化时期，介于 45 ～ 55 岁。更年期综合征又称围绝经期综合征，由于性腺（男性为睾丸、女性为卵巢）功能减退、性激素水平下降，出现内分泌系统失调、自主神经功能失调，全身器官、组织结构与生理功能失调及退行性改变引起的临床症候群。

女性步入更年期，常出现月经紊乱、烘热汗出、急躁易怒、健忘失眠等症状，西医治疗多在评估后使用雌激素替代治疗，但患者仍担心其副作用，因此寻求中医药治疗，在此推荐几种临床效果比较好的中成药，希望这些中成药能够为更年期保驾护航，安然度过女性重要的一个时期。

（1）肾阴虚证：素体肾虚，房劳多产，更年期更显不足，肾阴不足，虚火上浮而致本病。

主症：月经紊乱，量多或淋漓，头晕耳鸣，烘热汗出，口干咽燥，五心烦热，腰膝酸软，大便秘结，尿少色黄，舌红少苔，脉沉细数。

治则：滋肾育阴潜阳。

中成药：左归丸，六味地黄丸。

（2）肾阳虚证：素体阳虚，房劳伤肾或过用寒凉药物，使肾阳虚损，阳虚冲脉失养，脏腑机能不振失调而致本病。

主症：月经紊乱，小便清长，夜间尤甚，腰膝酸冷，带下量多，面色晦暗，舌淡苔薄，脉沉细无力。

治则：温肾扶阳。

中成药：右归丸，金匮肾气丸。

（3）肝肾阴虚证：素体肝肾阴亏或情志不畅，肝郁化火伤阴，或久病阴亏，肝肾不足，肾水不足，肝失涵养而致本病。

主症：烦躁易怒，情志忧郁，头晕目眩，视物昏花，耳鸣失聪，健忘多梦，手足心热，五心烦热，潮热盗汗，面目灼热，腰膝酸软，舌红少苔，脉细弦或细数。

治则：滋养肝肾。

中成药：杞菊地黄丸。

（4）肝郁肾虚证：七情不疏，肝经郁结，伤脾生痰，久病及肾，肾气衰退而致本病。

主症：情志不疏，精神忧郁，烦躁易怒，月经紊乱，胸闷不舒，口苦口臭，夜寐多梦，头晕目眩，腰膝酸软，大便或溏或干，舌苔薄黄或黄腻，脉弦数。

治则：疏肝健脾。

中成药：逍遥丸、丹栀逍遥丸。

（5）心肾不交证：肾阴不足，不能上济养心，心肾不交而致本病。

主症：心烦不寐，夜寐梦扰，胆怯易惊，哭笑无常，心悸怔忡，头晕耳鸣，口干咽燥，烘热汗出，舌红苔少，脉细数。

治则：养心交通心肾。

中成药：天王补心丸、坤泰胶囊。

（6）瘀血阻滞证：肝郁气滞，气滞血瘀，或冲任虚衰，阳虚内盛，血行不畅，瘀血阻滞，脏腑功能失调而致本病。

主症：情志不畅，烦躁易怒，胸胁刺痛，胸闷不舒，关节活动不便，皮肤作痒，筋脉拘挛，头痛且胀，苔薄舌有瘀斑，脉细弦。

治则：活血化瘀。

中成药：血府逐瘀片。

　　黄素英说：更年期综合征的根本原因是肾气衰退，所以补益肾气最为重要，但调理脾胃也至为关键。脾胃乃后天之本，若能在疾病尚未累及脾胃之前，先安未病之地，即在发病之初就注重脾胃的调护，不仅脾胃可免肾衰之累，且脾胃健运，则谷安精生，化源不竭，气血充盈，其他脏腑灌溉不乏，可代偿其先天不足。同时也能使已衰之肾气，得后天精微的充分滋养，有望减慢衰势，缓冲脏腑、阴阳之失调，使机体在短时间内建立新的动态平衡。因此治疗本病时，应将调理脾胃与补肾填精熔于一炉，每收事半功倍之效。

91. 更年期失眠如何预防与改善

很多更年期女性都会出现心烦、失眠等症状，如果症状还没严重到影响身体健康的程度，为了避免症状加重，可以先尝试通过各种办法自我预防和疗愈。以下有些办法大家可以尝试。

每天喝 6 ～ 8 杯水，或视口渴程度多喝一些。足够的水分可舒缓发热潮红，避免因燥热而影响睡眠。但睡前 2 小时不要再大量喝水，以免半夜一直跑厕所，打断睡眠。

放松心情、学习冥想，躺在床上后把脚抬起来，靠在墙壁上 5 ～ 10 分钟。

保持卧室的凉爽通风，必要时使用温度适宜的冷气或电风扇来降温，维持自己感觉舒服的温度，才不会加重闷热、流汗。保持周围环境的相对宁静，不要过于吵闹。

饮食要保持清淡，同时少喝咖啡、浓茶、可乐等含咖啡因的饮料，特别是过了中午之后，不宜再喝，免得干扰睡眠。

睡觉时穿透气吸汗的棉质衣服，或能快速排汗、维持干爽等特殊布料制成的衣服。

找出适合自己的减压方法。比如练太极拳、易筋经等功法，静坐、练习放松及深慢细长的呼吸方式，从事自己有兴趣有价值感的活动、维持愉快的人际互动等。

穴位按摩。用手摩擦，使手肘、手腕、髋部、膝、脚踝等各处关节生热。经常点按靠近手腕的"神门穴""内关穴"等穴位。

吃高钙食物。如低脂乳制品、小鱼干、深绿色叶菜，或补充适量钙片，一方面减缓骨质流失，另一方面能镇静情绪、减轻焦虑，让人好入眠。

食疗方助眠：百合、合欢花、花生叶、酸枣仁、远志、黄花菜、淮小麦、大枣、炙甘草等都是有助于宁心安神的中药，可以适当搭配食物，做成各种食疗方，服用一段时间会有效果的。

92 蔡氏妇科治疗更年期色斑的特色是什么

女性到了更年期后雌激素分泌就会减少，加上年龄的增长，皮肤对色素的代谢缓慢，面部会逐渐晦暗、容易长斑。

体质不同，黄褐斑的具体情况也不同。肝郁气滞者常伴烦躁易怒、胸胁胀痛等症状，黄褐斑分布于眼周、眉上及面颊等；脾胃虚弱者常伴神疲乏力、纳呆便溏等症状，黄褐斑形如蝴蝶，色如灰尘，疲劳后加重；肾气亏虚者常伴腰酸膝软、耳鸣等症状，黄褐斑色晦暗无光。

蔡氏妇科对于伴有黄褐斑的更年期患者进行辨证论治，在经过一段时间的调理后，不仅能很大程度上减轻更年期综合征症状，而且能明显改善面部黄褐斑。

93. 绝经是不是越晚越好

现代女性越来越多人希望自己绝经时间能够晚一点，因为她们认为绝经晚，说明自己还年轻，那么是不是绝经越晚越好？

答案是不一定。

正常情况下，女性的绝经时间会在 45 ～ 55 岁之间，在这个年龄段绝经都是正常的，大多数在 49 岁左右，但是如果过了 55 岁还迟迟没有绝经，就要当心是不是有其他问题。因为绝经晚的女性比其他女性受雌激素作用时间要长，而受雌激素长期刺激会造成子宫内膜增生，它属于癌前病变的一种。相关研究显示，绝经年龄大于 52 岁的人，患子宫内膜癌的危险性是 49 岁以前绝经者的 1.5 ～ 2.5 倍。

因此，绝经晚的女性应注意观察月经情况，如果经期结束后出现异常的阴道流血或是阴道有血性液体，应及时到医院通过阴道彩色 B 超、子宫内膜活检、宫腔镜检查等排查子宫内膜癌。

94 绝经后的骨头疼痛如何缓解

绝经后出现关节疼痛最常见的原因就是骨质疏松症。事实上从围绝经期开始，由于激素水平的波动，女性的钙流失就已经开始了。绝经后的女性由于雌激素大幅度下降，极易导致维生素 D 的缺乏，进而出现骨质疏松。如果经常感觉多处关节、骨骼疼痛，全身乏力、腰骶部有重压感甚至夜间时有抽筋的感觉，建议去医院完善骨密度、血钙和骨代谢等相关的检查，明确是否存在骨质疏松症。毫不夸张地说，有些老年人可能打个喷嚏或者坐车时有个急刹车都有可能会骨折，所以不要等到骨折了才去排查骨质疏松症。

有什么是我们可以自己注意或调节的吗 ——————

（1）食疗补钙。坚持每日喝牛奶（约 300 毫升），同时配合其他富含钙的食物，比如带壳食物（如虾皮等）、绿叶蔬菜、豆制品等。

（2）维生素 D 缺乏或不足时，应多晒太阳或通过口服补充。晒太阳一般建议上午 11 时～下午 3 时，尽可能多地暴露皮肤于太阳下 15 ～ 30 分钟。当然，紫外线过于强烈时也要注意必要的防晒和避暑。除此以外，老年朋友们可以多进食鱼、肝、蛋黄、乳类等食物。

（3）户外运动。加强户外运动一方面可以增加吸收阳光的时长，另一方面骨组织的发育本身需要一定的力学支撑。而中医传统的太极拳就非常适合中老年朋友们，相对和缓的运动量和气血的引导能够很好地改善生活质量。

95 绝经后妇科检查应如何安排

很多女性朋友认为月经结束了，就不会再有妇科疾病了，这是错误的。绝经后还是会有罹患老年性阴道炎、妇科肿瘤等的相关风险。故而，自围绝经期开始，女性同胞们应关注自己的月经情况，必要时查性激素水平、妇科超声等，根据激素指标、子宫内膜厚度等了解是否会绝经。如有子宫肌瘤病史的患者应关注瘤体大小，如绝经后随访瘤体不小反大，要紧密随访防止生变。另外绝经后有阴道异常出血，需高度警惕子宫内膜癌。应立即至医院就诊，不可抱有侥幸心理，更不可误以为自己迎来了"第二春"。其次，在绝经后的6～12个月建议将体内的节育环取出。任何器物都是有使用期的，"超期服役"的节育环遗留在体内有时会留下祸患，因为绝经后子宫会萎缩，继而导致节育器异位、嵌顿、出血甚至子宫穿孔的病例屡见不鲜。再次，宫颈癌筛查仍有必要。虽然宫颈癌多发于育龄期妇女，但浸润癌多发于50～55岁女性，故而自有性生活开始就应注意宫颈癌的筛查。对于既往HPV或液基细胞学检查有异常的患者更需遵照医生的指示定期随访，做到早发现、早治疗。

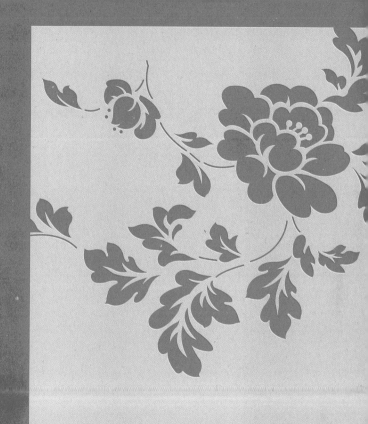

性早熟相关

性早熟是指男童在 9 岁前，女童在 8 岁前呈现第二性征发育。性早熟已经成为小儿内分泌疾病的第二大常见病，严重威胁儿童的身心健康和身体发育。

96. 什么是性早熟

女性性早熟定义为女孩在 8 岁前出现第二性征发育或 10 岁前月经来潮。

性早熟的病因很多，可按下丘脑—垂体—性腺轴功能是否提前发动，分为中枢性（真性）和外周性（假性）两类。

（1）根据病因中枢性性早熟又分为特发性和继发性（继发于中枢神经系统异常、继发于外周性性早熟）。

（2）外周性性早熟，亦称假性性早熟。是非受控于下丘脑—垂体—性腺功能所引起的性早熟，有第二性征发育，有性激素水平升高，但下丘脑—垂体—性腺轴不成熟、无性腺的发育。如性腺肿瘤：卵巢颗粒—卵泡膜细胞瘤、黄体瘤、睾丸间质细胞瘤、畸胎瘤等；肾上腺疾病：肾上腺肿瘤、先天性肾上腺皮质增生等；外源性：如含雌激素的药物、食物、化妆品等；其他：麦丘恩－奥尔布赖特征合征（McCune—Albright syndrome）。

（3）部分性性早熟：单纯乳房早发育、单纯性阴毛早发育、单纯性早初潮。

97 性早熟的危害有哪些

有些性早熟是由于体内出现肿瘤所造成的，这些肿瘤能分泌类似性激素的物质，有时候在肿瘤还较小时，它分泌的性激素的量已经很大，足以引起性发育，所以有性早熟的患儿一定要及时看医生，及早进行诊治。

特发性性早熟儿童受体内性激素的影响，体格增长过早加速，骨骺融合提前，生长期缩短，生长早期停止，致使最终的成人身高低于正常青春期发育的同龄儿童身高。

性早熟儿童虽性征发育提前，但心理、智力发育水平仍为实际年龄水平，过早的性征出现和生殖器官发育会导致未成熟孩子出现心理障碍，也给生活带来诸多不便，严重者甚至影响读书学习。

98 孩子有哪些表现时家长要警惕性早熟

每个人进入青春期的时间是不一样的，由于受到遗传、营养、种族、体育锻炼、生活环境等多方面因素的影响，青春期的发育因人而异，差别很大。如果青春期发育的时间稍有提前或者推迟．都不用担心，这属于正常的生理变化。

但是，如果女孩子在 8 岁以前，男孩在 10 岁以前就出现了第二性征，就应该引起重视了。比如女孩在 8 岁以前乳房就开始发育，出现了阴毛，并伴随着月经初潮；男孩子在 10 岁以前睾丸和阴茎开始增长，这种现象就称为"性早熟"。

性早熟可以分成两类，第一类叫作"真性性早熟"，这一类性早熟不仅表现在第二性征出现较早，而且还具有了生育能力。第二类叫作"假性性早熟"，只是表现在第二性征提前出现，但不具有生育能力。

一旦出现了"性早熟"，一定要及时发现，及时治疗，才能有利于孩子将来的健康成长。

99 诊断性早熟的辅助检查有哪些

明确判断是否是性早熟，除了一些外在可以观察的第二性征变化外，还可以根据需要借助以下辅助检查。

（1）激素测定：卵泡刺激素（FSH）、促黄体系（LH）、雌二醇（E_2）、人绒毛膜促性腺激素（HCG）、硫酸脱氢表雄酮、睾酮、孕酮；促性腺激素释放激素（GnRH）激发试验可判断是否属于中枢性性早熟。促甲状腺素（TSH）、三碘甲状腺原氨酸（T3）、甲状腺素（T4）有助于判断甲状腺功能。怀疑先天性肾上腺素皮质增生或肿瘤时，应查肾上腺功能。

（2）子宫卵巢 B 超：评估子宫卵巢发育情况。

（3）测骨龄：了解骨龄，超过实际年龄 1 岁以上视为提前发育。

（4）CT、MRI 检查：了解有无颅内肿瘤、肾上腺疾病等，可检查腹部 CT 或头颅 MRI 等。

100 性早熟孩子的饮食宜忌是什么

对于性早熟的孩子，除了相应的药物治疗以外，合理的膳食结构、良好的饮食管理也非常重要。怎么吃才对？怎么吃才好？家长不妨从以下几方面着手。

（1）合理膳食，食物种类多样。学龄期儿童主要给予谷物，同时补充五谷杂粮以及新鲜蔬菜水果等，合理摄入优质蛋白，对总能量摄入进行严格控制从而避免发生超重与肥胖；对已经明显超重、肥胖的儿童，特别注意控制能量摄入，以满足日常需求为前提，尽可能增加低脂、健康的食物。

（2）烹饪方式尽量避免、减少烧烤、油炸以及煎等方式。这些方式在破坏了营养素的同时形成了致癌物质，还增加食物热量从而导致能量摄入过多，宜采取煮、蒸的方法。

（3）了解饮食误区。减少、避免雌激素含量高和营养滋补品的食物摄入。例如：家长应注意少给孩子吃鸡肉、羊肉、蚕蛹、酒酿、反季节蔬果等；勿给孩子滥服营养滋补品，比如人参、桂圆、蜂王浆、花粉制剂、鸡胚等"补药"；妥善存放避孕药物、丰乳美容品等，以免孩子误服或接触；也不要滥用未经严格检测的所谓儿童食品；拒绝所谓"偏方"；杜绝盲目补充微量元素，要在正规医院检查后遵照医嘱补充微量元素。

101 关注性早熟孩子的心理健康，意义何在

性早熟的危害很大，其中一点就是心理影响与注意力转移。性早熟的孩子可能因为自己在体型、外表上与周围小伙伴不同，产生自卑、恐惧和不安情绪，不仅会影响日后的心理健康，还会导致孩子过分关注自身变化，从而影响学习及正常生活。同时，性早熟儿童心理发育与身体发育极不匹配。

由于生理年龄小、社会阅历浅、自控能力差，其提前性冲动，甚至性行为，是引发怀孕、性疾病传播以及犯罪的潜在因素。

因此，家长在注意孩子生理变化的同时还要特别注意关心孩子的心理变化。明确诊断后向孩子讲一些必要的生理知识，帮助她了解、适应自己身体的新变化是第一步。同时，还需要细心观察了解孩子的情绪，及时给予帮助和鼓励。同时也要有思想准备，因为有些性早熟是缺乏有效治疗方法的，那就更要依靠父母的悉心照料了。必要时，家长也可寻求心理专家的帮助。

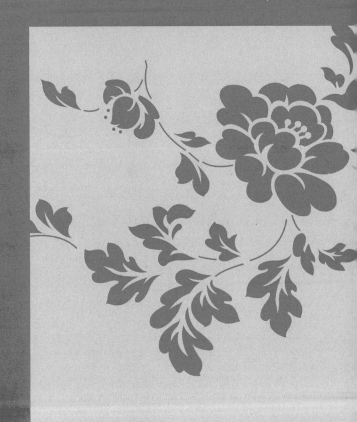

其他

新生儿相关

简要介绍新生儿时期可能出现、容易造成家长误解与担心的问题，为您答疑解惑。

---

102. 新生儿乳房肿大正常吗

新生儿出生后 3 ～ 5 天时，不论男女，都有可能出现乳房肿大，如同蚕豆或杏核大小，有时还可看到流出少量乳汁样的淡黄色液体。这些现象常使年轻的父母迷惑不解，深感不安。

其实，新生儿出现乳房肿大及泌乳的现象是由母体雌性激素的影响所致，是正常的，是暂时的，父母不必担心。一般 2 ～ 3 周后就会自然消失。极少数会延续 1 个月以上。

但是，有些地区有旧习俗，认为新生儿要挤压奶头，特别是女孩子。这里可以明确地告诉你，这是错误的，是没有任何科学根据的陋习。相反，挤压乳头有可能破坏乳腺功能或造成乳头的扭曲。很容易引起皮肤的破损，造成感染，进而发生乳腺炎。

新生儿乳房肿大是新生儿时期特有的生理现象，父母不必进行任何处理，尤其是千万不要热敷、按摩、挤压，随着时间的推移，肿大的乳房会自行消退。

103 刚出生的女宝宝，怎么会有阴道出血呢

部分女婴于出生后第 5 ～ 7 天，阴道有少量血样分泌物流出，无全身症状，持续 1 ～ 2 天可自止。这是妊娠后期因母体雌性激素进入胎儿体内所致，一般不必处理。此时多注意宝宝的外阴清洁即可。

104 宝宝的外阴粘连是什么原因

婴幼儿小阴唇粘连多由外阴炎症刺激引起，是儿科常见病之一。幼女外阴发育差，缺乏雌激素，阴道上皮抵抗力低，易受感染；病原体的传播常通过患儿母亲和保育员的手、衣服、毛巾、浴盆等间接传播，若卫生不良、外阴

不洁、外阴损伤或大便污染，极易引起外阴炎症而导致粘连。

临床常见较胖的婴幼儿，洗外阴较少，或仅擦洗表面所致。应从以下几方面预防 ————————

（1）母亲及老人和保育人员应经常注意孩子外阴清洁，发现异常及时处理。

（2）婴儿尿布及时更换，大便后清洁外阴，并涂少量油脂。

（3）教育孩子穿开裆裤时不要随地乱坐，更不能用手或物触摸外阴部位。

（4）家中有患生殖系统感染者，接触孩子时，要洗干净手，洗外阴所用的盆、毛巾要隔离。

（5）婴幼儿患急性病时，更应注意外阴卫生，更换内裤要勤，清洁要彻底。

家长平时应该注意卫生，粘连较重的患儿，应及时去医院就诊。

痤疮

105. 痤疮患者饮食宜忌有哪些

痤疮患者不宜吃的食物

（1）高脂肪类食物：如红烧肉、扣肉、肘子、肥肠、猪肚、猪脚、猪头肉、羊头肉、羊杂碎、鳝鱼、鳗鱼、鱼皮、鱼子等。油腻食物会促进一些神经或炎症因子的释放，导致痤疮的加重或复发。

（2）高糖类食物：如糖果、巧克力、可乐、奶油冰激凌、蛋糕等。高糖类的食物会影响机体新陈代谢，导致皮脂腺分泌增多，加重症状。

（3）煎炸熏烤的食物：如煎鱼、炸鸡、熏肉、烤肉串以及西式快餐中"垃圾"食品。

（4）海鲜及辛辣刺激饮食：如海鱼、虾、蟹、辣椒、葱、姜、蒜、芥末、麻椒、辛辣火锅、酒类等。海鲜类食物易引起皮肤过敏，影响皮脂代谢，加重痤疮症状。辛辣刺激性食物会刺激加重炎症，让痤疮更红、更肿。

（5）不良生活习惯：如吸烟、饮酒，会加重痤疮。

这些食物均可以刺激毛囊皮脂腺系统，使皮脂分泌增加、毛囊皮脂腺导管口过度角化，更容易发生或加重痤疮。

痤疮患者适宜吃的食物

（1）新鲜蔬菜：如黄瓜、丝瓜、冬瓜、南瓜、苦菜、苦瓜、茄子、西红柿、胡萝卜、大白菜、小白菜、芹菜、生菜、油菜、花菜、韭菜、莴笋、竹笋、蘑菇、木耳、豆腐、豆芽、青菜、萝卜、莲藕、菱角等。

（2）新鲜水果：如苹果、鸭梨、桃子、葡萄、芦柑、山楂、西瓜等。

（3）粗粮类：如荞麦、燕麦、麦麸、糙米、绿豆、红豆、全麦面包等。

（4）薯类食物：马铃薯、地瓜、山药、芋头等。

这些食物含有丰富维生素及矿物质，既可以满足人体所需，促进皮肤新陈代谢，还可以润肠通便，调理胃肠功能，提高免疫力，使人神清气爽，从而减少痤疮的发生。

此外，可以多吃维生素含量高的食物。维生素A可以促进细胞增生，可以让细胞快速代谢，具有淡化痘印和黑色素的效果。含维生素 A 丰富的食物有动物肝脏、金针菜、胡萝卜、西蓝花、荠菜、菠菜等。多吃含锌食物，有助于减轻细胞脱落，对角质的脱落有一定的缓解作用，如瘦肉类、牡蛎、海参、鸡蛋、茄子、土豆、葵花子、苹果等。

痤疮患者面部如果出现红色的丘疹，脓疱，是有上火的表现，不宜吃牛、羊肉及热性水果。必要的时候需要去医院诊治，可以选择服用中药调理及做微针治疗来消除痤疮。

黄素英说：中医学认为，痤疮患者除了强调饮食宜忌以外，还要调整其体质。因为痤疮患者与其体质有着密切的关系，人多为脾虚失运、痰湿内停、湿蕴化热所致；或肝郁化热，或阴虚火旺，有些甚至是内分泌失调，如雄性激素过高导致的。因此，痤疮较甚的患者应及时就医，中医辨证施治，根据其体质进行调治，可以收到满意的疗效。

106. 蔡氏妇科治疗面部痤疮有什么特色

面部痤疮，西医学认为与雄激素分泌亢进有关。雄激素可导致皮脂腺增生肥大，皮脂产生过多，留积于毛囊内，或毛囊感染痤疮棒状杆菌等微生物、蠕形螨，导致痤疮的发生。蔡氏妇科认为面部痤疮的发生多因饮食不节、过食肥甘，肺胃湿热，外感热毒所致。根据患者不同的症状与表现辨证论治，采用疏风清热宣肺、清热化湿通腑、健脾化湿和胃、清热凉血解毒、疏肝解郁调冲等治法，并配合清淡饮食、合理规律作息等，能有效缓解面部痤疮。

黄素英说：我在临床上除了辨证施治用中药内服外，还常用中药煎煮外敷，治疗简单的面部痤疮（即只有面部痤疮，少有其他不适者）。常开一两剂中药（桑叶、菊花、紫花地丁、地肤子、白鲜皮、大青叶、冰片等）煎煮取水，用干面膜纸浸药外敷面部，可以取得满意疗效。

脱发

107. 脱发怎么办

有不少女性朋友经常为掉头发而烦恼。每当她们晨起梳头或洗发后，就会掉很多头发。那么掉头发到底是怎么一回事，应该怎么办呢?

人的头发大约有 10 万根。头发的成长周期分为: 生长期、退行期和休止期。大部分头发 (约 80% 左右) 处于生长期，而处于退行期和休止期的头发会自然脱落，数量在每天 80 ～ 100 根，属于生理性脱发，是人体正常的脱发现象，是不需要治疗的。当每天头发脱落的数量超过 100 根，或出现斑片状脱发，则属于病理性脱发。病理性脱发是一种临床上常见的皮肤病，以雄性激素秃发 (脂溢性脱发) 和斑秃最为多见。

雄性激素秃发的主要发病因素为遗传基因和高雄激素。高雄激素刺激皮脂腺分泌油脂，导致毛囊堵塞、萎缩，从而引起脱发。雄性激素秃发在中医学中称为"蛀发癣"。生活饮食不规律，脾胃功能虚弱，脾失健运，湿热内蕴，循经上蒸于颠顶，阻塞毛窍，日久毛发失养而脱落。治疗宜清热健脾除湿，饮食上避免辛辣、油腻刺激的食物。

斑秃最重要的诱发病因在于精神神经因素。斑秃会严重影响患者容貌，导致抑郁、焦虑和社交障碍等心理问题。斑秃在中医学中称为"油风""鬼剃头"。中医学认为，肝藏血，发为血之余。肾主骨，其荣在发。毛发的生长荣枯与脏腑气血关系密切。思虑过多，劳伤心脾，损及肝肾，阴血不足，毛发生长无源，毛根空虚则发落，治疗宜滋补肝肾。生活中要学会自我调适情绪，适时缓解压力。

临床上还有一种女性产后脱发，又称分娩性脱发。它是由于女性产后雌激素、孕激素水平下降，雄激素水平上升导致的。从中医的角度上说，妇女妊娠失血过多或产后调摄不佳，气血亏虚，不能营养，毛发脱落。治疗宜益气养血，并加强产后营养，通常可在产后半年至9个月左右逐渐恢复。

综上所述，想避免脱发要做到：生活作息规律，适当运动，合理饮食，尽量减少烫发、过度清洁。

黄素英说：中医学认为脱发大多与气血不足，肾精亏损有关，如产后脱发。我们对此类脱发大多通过补益气血、补肾填精可以取得疗效。但对因精神紧张导致的斑脱则拟疏肝理气，佐以补益肝肾；如因内分泌紊乱、雄性激素过高引起的脱发，则应根据临床症状辨证施治，有些是痰湿内蕴，有些是肾气不足。总之，中医药对脱发有一定的疗效。但临床上脱发轻重不一，有些脱发比较顽固，治疗效果就不明显了。

108. 斑秃中医是如何治疗的

斑秃，中医称为油风，是以头发成片脱落为主要特征的一类疾病。

中医学认为，这是肝肾亏虚，血不养发的原因。发为血之余，所以当气血亏虚的时候，毛发营养缺乏，就可能出现斑秃的情况。常规治疗有药物治疗、按摩治疗、针灸治疗、饮食调理等。

（1）药物：一般内服一些补肝益肾、补血养血、活血化瘀药物等，增加局部血液循环，加强毛囊营养，刺激毛囊由休止期进入生长期。

（2）按摩：一般通过按揉足阳明经或足少阴经或督脉等经循行穴位，使经络通畅，气血生化充足而改善脱发。

（3）通过专用的仪器：直接将具有活性营养成分的药物注射到皮肤当中，促进毛发再生。

（4）饮食：以优质蛋白质为主，清淡营养。如多种坚果类食物，补充维生素及微量元素，使气血旺盛，帮助毛发生长。适当补充维生素 E，可抵抗毛发衰老，促进细胞分裂，有利于毛发生长。

另外，全子宫切除术后的患者，在精神压力的作用下，人体立毛肌收缩、头发直立，自主神经或中枢神经机能发生紊乱。此时患者应适当放松压力，保证充足的睡眠，才能促使毛发更早的生长。

避孕

109. 避孕只能吃避孕药吗

一说到避孕，很多人想到的就是吃避孕药，但其实避孕的方式不止这一种，具体用哪种方式可以根据我们自身的情况来选择。

第一，先来聊一聊大家熟悉的避孕药。常见的避孕药有口服避孕药、缓释避孕药。避孕药不是每个人都适用的，如果有以下任一种情况，均不宜使用。如高血压、冠心病、静脉栓塞、急慢性肝炎或肾炎、恶性肿瘤、癌前病变、糖尿病、甲亢、哺乳期、精神病患者、严重偏头痛反复发生等。此外，大于35岁的吸烟女性不宜长期使用。常见的口服避孕药是复方短效口服避孕药，如妈富隆、优思明等，药店有售，需要连服21天，停药7天，若正确使用，避孕的有效率接近100%。如果漏服在12小时之内，避孕效果不会降低，一旦想起，立即补服，并在常规时间服用下1片；如果漏服超过12小时，避孕效果可能降低。常见的缓释避孕药是皮下埋植剂，有效率可达99%以上，上海部分医院目前开展本项工作。

第二，避孕套。这是男性避孕工具，每次同房时均应全程使用，不能反复使用。这里强调全程使用，正确使用避孕率可达到93%～95%，而且避孕套还可以防止性传播疾病。新婚期尚无生育打算的，哺乳期、生育后惧怕"放环"的，更年期未放环的女性均可采用这种方式避孕。

第三，宫内节育器。就是我们常说的"放环"，这是一种安全、有效、简便、经济、可逆的避孕方式，宫内节育器有多种类型，不同类型的有效期不同，自己需要留意届时更换。如果没有禁忌证，可以在月经干净3～7天内无同房的情况下到医院放置。顺产者在产后42天恶露已净，会阴伤口愈合，子宫恢复正常的情况下可放置；剖宫产者在产后半年可放置。另外，放置后需定期复查环位。这种避孕方式适用于生育后的女性。

以上三种类型就是常见的比较有效的避孕方式。有些人会有疑问，不是还有安全期避孕、体外射精避孕吗？确实，不少人会使用这样的方式避孕，但是要告诉大家的是，这样的方式并不靠谱，失败率较高。安全期避孕就是推算排卵期，排卵期前后4～5日，就是安全期。但是排卵期会随着女性情绪、健康状况或外界环境等的变化而变化，对月经不规则的女性来说更难推算，如果碰巧遇上了那几天呢？体外射精也是不靠谱的，因为男性在射精前尿道分泌液中就含有精子。所以说这两种方法都不推荐。

那实在是当时没有避孕，事后有补救措施吗？有的，有紧急避孕药，但有效率明显低于常规避孕方式，且副作用大，不能多次使用。

姐妹们，如果没有生育要求，请一定要做好避孕。

黄素英说："如果没有生育要求，请一定要做好避孕！"真的很重要，如果随意做人流术会导致很多意想不到的不良后果，如子宫内膜薄、盆腔炎症，进而形成输卵管粘连导致宫外孕，输卵管阻塞不通导致不孕，人流术后也有导致子宫内膜异位症的可能等。

110 放环后为什么会出血

放环是一种比较可靠有效的避孕方法，但是常有女性在放环后出现异常子宫出血，如经期延长或不规则出血、月经量多、月经频发等，目前认为可能与放置节育器后使子宫内膜局部纤溶活性增加有关。

那么如果放环后出现异常子宫出血该怎么办呢？放环后少量出血，多见于刚放环的患者，一般部分人持续几天后会逐渐好转，并不建议立即取环。当然如果出血量多、出血时间较长，当及时去医院就诊用药。如果放环后数年仍有异常子宫出血，可先于专科就诊排除环位异常及排卵障碍等问题，如排除环位异常经治疗后效果不佳，则建议取环同时行诊刮。取环后仍有月经紊乱者可继续予止血及调整周期治疗，当然如有避孕需求也可考虑换用其他避孕方法避孕。

111. 放环 20 多年了，该什么时候取环呢

放环 20 多年了，什么时候取环合适呢？

首先，要了解自己的宫内节育器放置期限是多久的，有的可放置 10 ～ 15 年，有的可放置 20 年左右。若放置期限已满尚未绝经的，有两种选择：可以选择取出，也可以选择更换。时间是月经干净 3 ～ 7 天内，并且月经干净后未同房、检查无禁忌证。

若期限尚未满，那么看月经是否还正常。如果月经仍较正常，可以再等，要是害怕因放置时间长而有粘连、嵌顿可能，可以选择换节育器，时间同前。如果月经已有紊乱，时有时无，可以选择在正常月经干净 3 ～ 7 天内，也可以选择停经 3 个月～半年内取节育器。需要注意的是，月经紊乱期间，若无避孕措施，仍有受孕可能，此时如果已经取节育器，建议使用避孕套避孕。停经满 1 年则无须避孕。

若停经已有 1 年，即已经绝经，但仍未取节育器者，建议其尽快就医取节育器，否则时间推后越长，取节育器的难度将增加。

> 黄素英说：临床上经常有些已经绝经的患者因为害怕而不去取节育器，这是非常错误的，由于绝经后，子宫会渐渐萎缩，如果节育器不及时取出，随着子宫的萎缩会导致嵌顿，后果是严重的。

色斑

112 中医药真的可以内调气血、美容养颜吗

气血不调不仅会引起脸色不佳，还会造成各种皮肤问题。那么，气血与"面子"之间到底有什么必然联系呢？人的气

血盛衰，通过面色即可显现出来。面色是人体健康的指示灯，人体的健康状态可以在面色上一览无余。中医典籍《黄帝内经》中形容健康的面色为"白绢裹朱砂"，意思是说：白里透红的面色才是健康的表现。

中医学认为气血是人体一切生命活动的物质基础，尤其是女性，经、孕、产、乳无不以血为本，以气为用。气血是化生月经的基本物质，气血充盛，血海按时满盈，才能经事如期。且气和血具有相互依存，相互资生，相互为用的密切关系，气行则血行，气滞则血瘀，人体无论何种原因导致气血失调，如气血虚弱、气滞血瘀、气郁、气虚、血热、血寒等，都能直接影响月经状态，故气血失调是妇科疾病的重要病机。

人体脏腑组织赖血液之濡养，血盛则肌肤红润，血虚则肌肤失养，面唇会变淡白或萎黄，血瘀则津血不能荣润皮肤出现肌肤甲错。故气血失调不仅影响女性月经，还影响女性面色，气血调和对女性来说十分重要。

中医学认为人体的五脏六腑气血充盈，才能有红润脸色、细腻肌肤和丰满肌肉。不懂的人就会质问内在的东西跟外在的东西真的有关系吗？这就是中医所说的"整体观念"了，任何存在都会改变人体的构成，所以要想皮肤好，气血充盈是必不可少的。补养气血是解决问题的上策，更是治本的关键所在。如果你的皮肤并不是很好，不妨尝试一下中医整体调理。俗话说，"阴平阳秘，气血乃和"。只有从内调理身体，才能美容养颜。

> 黄素英说：古代有一个著名的方子叫"扁鹊三豆饮"，由黑大豆、赤豆、绿豆、金银花、生甘草组成，具有滋阴养血的作用，我常常用它来治疗女性病理性色斑，当然要结合辨证论治，在治疗其他疾病的同时，加上扁鹊三豆饮对面部色斑效果很好。如有一位子宫肌瘤患者，因崩漏而就诊，我以化瘀散结、化瘀调冲的周期疗法治疗，没多久，面部的色斑明显褪去，皮肤渐渐变白。

113 情绪与色斑有什么关系

中医学认为，女子以肝为先天，面部色斑的发生与肝有密切关系。《医宗金鉴》："由忧思抑郁，血弱不华，火燥结滞而生于面上妇女多有之。"肝主疏泄，性喜条达，肝主调畅情志，如因七情内伤，肝气不顺，肝郁气结，肝失疏泄，火上冲，日久消灼精血，血气失和，精气不能上荣于面，气血运行不畅而致瘀滞形成褐斑。

临床上面部色斑的患者常常伴有妇科疾病，如月经不调、痛经、子宫肌瘤、内膜异位症等。这是因为妇科疾病大多为内分泌失调，导致面部色素代谢障碍。肝藏血，妇人以气血为本女子的经、带、胎、产的生理均是气血与脏腑经络作用于胞宫而产生的，气血失调、气血瘀滞、经络不通，面部脉络瘀阻则褐斑生。有人对黄褐斑患者进行了血液流变学观察，发现其全血黏度、血浆黏度、血细胞比容、纤维蛋白原等均有明显的改变。

因此，黄素英教授认为，气滞血瘀、脉络不通是产生面部色斑的主要机制，活血化瘀是主要治法。宗《江湾蔡氏妇科述要》"顺阴阳之序，适四气之和"之法调和脏腑，或疏肝解郁，或健脾化痰，或滋阴益肾，平衡阴阳，以达到化瘀消癥、祛斑调经的目的。嘱患者畅情志，勿熬夜，注意防晒，饮食不宜过于辛辣刺激。

杂症

114 宫颈腺囊肿需要治疗吗

又到了一年一度职工体检的时间了，身体一向健康的美美，按照惯例进行了体检，当拿到体检报告时，她发现在小结部分出现了"宫颈腺囊肿"的字样，美美瞬间瞪大了眼睛，整个人都紧张了起来，"天哪，我生囊肿了！"随后，她拿着体检报告单迅速赶到就近的三级甲等医院，见到医生后，第一句话就是："医生，我体检时发现长了个囊肿，怎么办？是不是要开刀了？"像美美这样的就诊患者，对于妇科医生来说很常见。那么，宫颈腺囊肿到底是什么呢？究竟要不要治疗呢？下面我们就来聊一聊。

宫颈腺囊肿，又称宫颈纳氏囊肿，也可称为"纳囊"。同众多女性熟知的宫颈糜烂、宫颈息肉一样，是慢性宫颈炎常见的一种表现。是宫颈腺管口狭窄或阻塞导致腺体分泌物引流受阻、潴留而成的囊肿，绝大多数是子宫颈的生理变化。宫颈腺囊肿一般无明显临床症状，大多数情况下是在妇科检查中发现，肉眼可见子宫颈表面突出单个或多个青白色的小囊泡。少数患者可出现宫颈肥大，巨大的囊肿则较为罕见。这种情况多由长期慢性炎症的刺激、宫颈纤维化、宫颈腺管受挤压引起。

另外，本病还需与宫颈微偏腺癌、中肾管囊肿等相鉴别。宫颈微偏腺癌主要表现为大量稀薄黏液性白带，也可有接触性出血或不规则阴道出血，是一种罕见的高分化腺癌，又称为恶性腺瘤。中肾管遗迹囊性扩张而形成囊肿，可发生于宫颈侧壁及阴道前侧壁，大小不一，直径多为 2～5 厘米，一般单发，呈卵圆形。至于如何鉴别这两种疾病，建议您把这个问题交给专业的妇产科医生去解决，大可不必在这方面过度纠结，只要遵从医嘱就可以了。

总而言之，此病多为生理性变化，如果囊肿较小、无症状，则无须特殊治疗，定期复查即可。但是如果出现压迫症状、阴道流液、排脓、或有肿物脱出时，还需尽早就诊，及时治疗。

115　子宫脱垂必须手术吗

子宫从正常位置沿阴道下降，甚至子宫全部脱出于阴道口以外，称为"子宫脱垂"。子宫脱垂与分娩损伤有关，产伤未复，中气不足，亦见于长期慢性咳嗽、便秘、年老体衰之人。临床根据子宫脱垂的程度，划分为3度。Ⅰ度：子宫颈下垂到坐骨棘以下，但不越阴道口。Ⅱ度：轻型宫颈已脱出阴道口；重型宫颈及部分宫体已脱出阴道口。Ⅲ度：宫颈及宫体全部脱出至阴道口外。一般而言，轻度的子宫脱垂者，坚持卫生保健、中医药治疗，病情可好转或治愈；较重者，尤其是合并阴道前后壁膨出者，药物治疗效果欠佳；随着年龄的增长，子宫脱出常加重，易伴有小便失禁，影响身心健康，这种情况的患者可根据自身情况选择合适的手术方法治疗。

116 每天睡眠多久才合适呢

睡眠对人来说就像食物和水一样重要，同样睡眠也不是睡得越多越好，或者不分昼夜地睡够时长。有研究表明，每晚睡6～9小时是适宜的睡眠时间。与每晚睡6～9小时的人相比，睡眠不足6小时的人在研究期间心脏病发作的概率要高出20%。但是睡眠时间过长对健康似乎更不利，超过9小时睡眠的人有34%的可能性患心脏病。进一步的观察表明，每晚 7 ～ 8 小时的睡眠时间更好，6 ～ 9 小时是次优。

从中医的角度来看，睡眠具有养阴补血、涵养阳气的作用。《灵枢·口问》所云："阳气尽，阴气盛，则目瞑；阴气尽而阳气盛，则寤矣""暮而收拒，勿扰筋骨，勿见雾露。"可见古人注重养生，认为应起居有常，顺应四时和昼夜规律。因此我们不提倡前一天熬夜，第二天补睡眠的做法，长期如此，容易造成女性患者月经失调、卵巢功能下降甚至早衰、面部色斑等疾病，一般建议每晚 11 点前就寝，保证 6 ～ 9 小时的睡眠。

117. 人流损伤知多少

我们首先来了解一下人工流产。人工流产是指因意外妊娠、疾病等原因，妊娠 3 个月内用人工或药物方法终止妊娠。分为手术流产和药物流产两种方法。

（1）药物流产：在医生指导下服药进行流产，常用药物为米非司酮、米索前列醇片，通常 8 周以内比较有效，随孕周增大，药流失败风险也会升高。药物流产出血时间比较长，易发生不全流产，通常需要做清宫手术。

（2）手术人流：是通过负压吸引器将胚胎组织吸出，同时要进行宫腔的搔刮。一般可以用于 14 周以内的终止妊娠。

人流造成的损伤可见：

（1）宫颈与宫腔粘连：常见于人工流产手术，可损伤子宫内膜基底层，导致宫颈粘连与宫腔粘连等后遗症，从而引起术后出现月经量少，甚至闭经。

（2）妇科炎症：流产过程中，如果流血时间比较长，子宫内有残留妊娠物，有可能引起宫腔感染。感染可能继续扩散到盆腔、腹腔，出现盆腔炎、腹膜炎等后遗症，严重时甚至引起感染性休克。人工流产之后，由于没有注意个人卫生或者在手术操作当中导致病原菌感染，引起宫颈炎、子宫内膜炎、盆腔炎，甚至可能会导致输卵管粘连，造成今后不孕不育。

（3）子宫内膜异位症：在人工流产过程中，主要是采用负压电吸引的方法，将早期妊娠产物吸出，而负压吸引有可能导致脱落的子宫内膜随着输卵管蠕动移位到其他部位，从而引起子宫内膜异位症。

（4）月经失调：人工流产后人绒毛膜促性腺激素骤然消失，使卵巢一时不能对垂体前叶分泌的促性腺激素发生反应，因而也会出现月经不调，甚至闭经的情况。

（5）不孕症：流产后可能会出现月经不调，也有人出现宫腔粘连，继而子宫内膜受损，容易导致不孕症。

女性无论是做一次还是多次流产手术，都有出现以上后遗症的可能。所以，如果没有生育要求，一定要做好避孕措施。珍爱健康，避免人流。

118. 为什么会白带带血

白带里带血，但又不是月经，这是怎么回事呢？我想这是困扰许多女性朋友的问题。

白带为女性阴道分泌物，是由阴道黏膜渗出物、宫颈管及子宫内膜腺体分泌液混合而成。正常的白带呈白色稀糊状或蛋清样，高度黏稠，无腥臭味，白带的质和量会随着月经周期的变化而变化。

白带带血又称为血性白带，是指白带中混有血，主要有两种情况：生理性和病理性。

生理性白带带血，也就是排卵期出血 ————

一般发生于两次月经之间，历时数小时或 2～3 天，不超过 7 天，量明显少于正常月经出血量，可伴有轻度的下腹部不适或者腰部酸痛。由于卵泡成熟排卵后，雌激素水平会出现明显下降，个别的女性因此时较低的雌激素水平不能维持子宫内膜生长，引起子宫内膜局部脱落，从而发生少量突破性出血，排卵后随着黄体的形成，黄体分泌雌、孕激素，内膜得以增厚修复而出血停止。过量运动、劳累、精神压力大等因素可诱发排卵期出血。如偶尔发生，可以观察不予处理。对有持续排卵期出血的女性，可能是黄体功能不足或黄体萎缩不全，会影响受孕，需在排除其他疾病后，采取相应的措施进行治疗。

病理性白带带血可能有以下几种情况

（1）阴道炎：阴道有炎症时，黏膜充血，有出血点，可能会渗透到白带中。如果白带带血还伴有白带性状改变或者外阴痒痛的情况，建议及时去医院就医。

（2）宫颈病变：在发生宫颈息肉、宫颈炎甚至宫颈癌时，容易出现白带带血的现象，尤其是在同房后。这种情况需要去医院进行妇科检查及宫颈癌筛查。

（3）子宫内膜病变：子宫内膜炎症、子宫内膜息肉、黏膜下子宫肌瘤、内膜增生、子宫内膜癌也会造成少量的血液从宫腔内流出来，然后与白带混杂在一起，造成白带当中出现血液。

（4）怀孕：育龄期女性停经后出现白带带血，可能就是怀孕的信号。正常受精卵着床时可能会有少量出血，生化妊娠、先兆流产以及宫外孕都可能会有少量出血。

（5）内分泌失调：因劳累、情绪失调、环境变化等因素导致垂体 - 卵巢轴之间调节机制受到影响，卵巢功能失调，激素内分泌紊乱，也可导致白带带血。

（6）节育环及药物：节育环老化、位置发生下移或尾丝刺激可能引起少量出血。这种情况建议进行 B 超检查。漏服避孕药、服用紧急避孕药出现白带带血，这是由于内分泌被药物打乱所致，一般停止服药后一段时间内自愈。

出现白带带血，一定要引起重视，及时到医院做进一步检查，来明确病因，对症治疗。

119. 同房后肚子痛，忍忍可以吗

同房后腹痛需要引起警惕，要及时就医。常见的可能性是卵巢黄体破裂，属于妇科急腹症，但需要与急性阑尾炎、宫外孕、卵巢囊肿蒂扭转等疾病鉴别，一旦确诊需立即住院

治疗，严重者会引起失血性休克从而危及生命安全。

怎么会有卵巢黄体破裂呢？这种情况往往发生于排卵后至下次月经前，这时的黄体形成并位于卵巢上，血管丰富，如果这时有剧烈运动或用力后引起腹压增高，如剧烈健身运动、同房过于激烈、用力排便等，容易引起黄体囊肿破裂，从而引起腹腔内出血，严重者易引起失血性休克。轻症可保守治疗，重症需手术治疗。

所以，同房后腹痛不能忍忍就行了，要及时就医诊治。